關鍵1招瘦一生！

週一 週四

2天輕斷食

8週瘦8公斤不減胸！

超瘦用3D甩油飲食法

全身肥肉斷捨離！

事業線、馬甲線都完美！

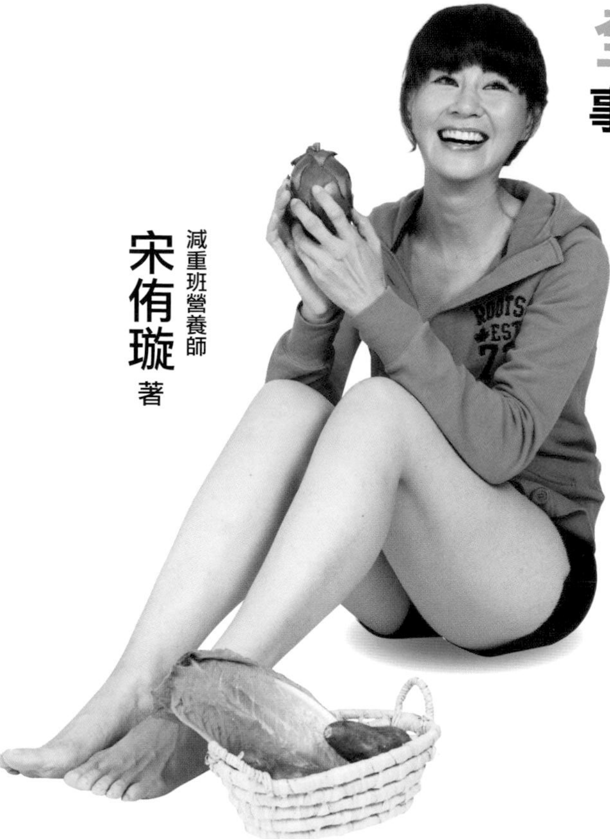

減重班營養師
宋侑璇 著

學員實證
1

陳菁卿・減重班學員：92公斤↓60公斤

跟著侑璇吃喝，我8個月瘦了32公斤！

我胖了快20年，減肥經歷也超過20年；這麼多年來，不論是吃減肥藥丸、中醫針灸，還是節食餓肚子，只要有人告訴我瘦身方法，我就會去嘗試，只是，從來沒有一種有效！再加上我開便利商店，每天都有不同的零食、即期品引誘著我，讓我對食物無可自拔，所以，我的體重竟然就從年輕時的50公斤直飆到92公斤！每每看著鏡中的自己，我只能樂觀地安慰自己：「胖胖的也沒什麼不好……」

就這樣，直到我的身體「拉警報」，連洗個碗也腰痠腳痛，起身接個電話都會氣喘吁吁，終於讓我警覺不能再這樣「樂觀」下去。於是，在朋友的介紹下，我來到「高醫減重班」，並且遇到「從胖變瘦」的宋侑璇營養師，自此，讓我的肥胖人生有了改變的轉捩點。

經過8個月，我足足瘦下了32公斤、體重只剩60公斤，就連跟著我一起吃喝的老公，也瘦了8公斤，甚至讓多年來的高血糖、高膽固醇問題也大幅降低改善，實在是讓我非常開心！

在我減肥期間，宋老師剛好出版了她的第1本著作《每週2天輕斷食，2個月瘦8公斤》，在書中，她將平常上課的經驗傳承給更多人知道，並親自示範48道台式250卡料理。而**我照著書上的方式「輕斷食」，結果，1個禮拜又瘦了1公斤！**效果真是太好了！尤其，每逢假日吃大餐、喝喜酒的隔天「輕斷食」，不但能讓腸胃稍微休息一下，還能讓前一天多吃的食物慢慢被消化清空，感覺相當舒服——這樣的減肥，真的一點也不痛苦！

現在，宋營養師又出版第2本書——《週一週四2天輕斷食，8週瘦8公斤不減胸》，更是完全驗證宋老師凹凸有致身材，真是「其來有自」！在這本書裡，她告訴大家該如何正確飲食，才能「既減對肥又不會瘦到胸部」，實在是非常適合「想變瘦、變健康，又能讓身材不乾扁」的廣大女性！我深信，只要跟著宋老師的方法，照著書上的觀念和食譜確實執行，妳一定也能瘦身成功、更加美麗！

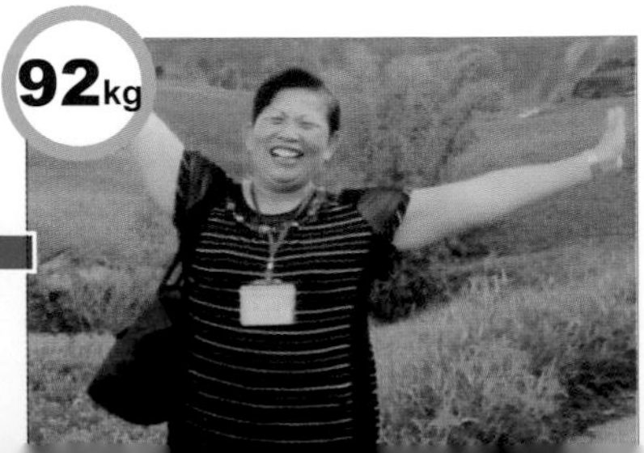

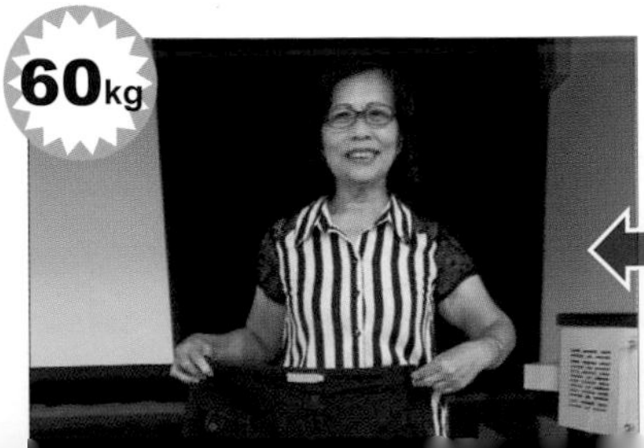

學員實證
2

陳慧恩．減重班學員：90公斤↓70公斤

只要飲食均衡減量，讓我激瘦20公斤！

我從小就喜歡跟著家人到處吃吃喝喝，我們家旅遊模式是先找美食，再找附近順帶景點，所以從我國小開始，我就比同學要強壯很多，一路成長到高中70幾公斤，甚至升上大四的那暑假，我去了趟加拿大，體重數字就不小心晉級至8字頭，這時才意識到要減肥，但是總是越減越肥，好不容易瘦個5公斤，但半年又胖回來，甚至無形中，愈來愈大隻。

然而，這一兩年身體狀況變得很糟糕，腰痠背痛到吃藥都無法解決，甚至從床上爬起來，還要先靠牆站5分鐘，我才能活動。醫生說我是「脊椎滑脫」，不能久站、不能走路太久、不能跑步、甚至不能爬山、或騎腳踏車。天啊！在不能運動的狀態下，我變得更痴肥，褲子、衣服都繃到極點，體重也邁向9字頭，這才驚覺我不能這樣下去了！我記得舅舅曾說過，在電視上有看過一個「高醫美女營養師」，從93公斤瘦到58公斤，於是我上網掛門診，隔天檢查完，立馬報名了2個月減重課程。

第一次上課時，的確是非常的緊張，但我一點都看不出來侑璇老師，曾經胖到90幾公斤，她那姣好身材，也確實激發我的瘦身動力。真正讓我受用的是，侑璇老師認真教我們正確的飲食及生活習慣，舉例來說，她告訴我們如何計算每個人的飲水量，而且茶、咖啡都屬於飲料不是水份；而玉米、山藥、蓮子、薏仁、紅豆、綠豆這些都是澱粉類等；尤其她再三提醒，「減重不能不吃澱粉」，因為**適量澱粉可以幫助脂肪代謝**……這些都是我以前完全不知道的。這才猛然發現原來我以前減重都只是在節食，難怪減重期間總是想吃大餐，而且只要瘦一點，就又立刻長回來，因此每每減重總是失敗收場。

減肥過程飲食占了絕大部分，從前錯誤的觀念一一被侑璇老師修正，原來減重不是節食，而是什麼都可以吃，**重點在於是選擇對的食物，短短4個月我就瘦了20公斤**，就連我朋友割胃也才瘦17公斤，可見效果之好！

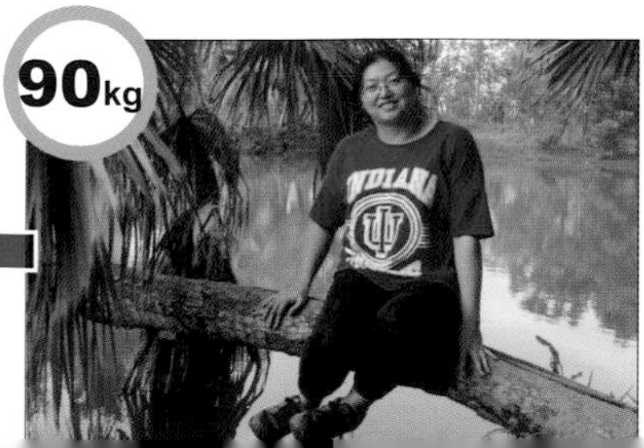

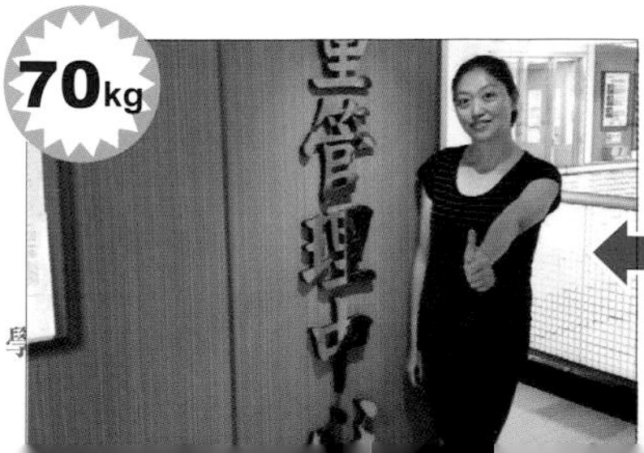

學員實證
3

侑璇讓我瘦了20公斤，且越來越年輕！

李靜枝・減重班學員：84公斤↓65公斤

103年4月10日我做了一個有意義的決定，我去參加「高醫體重管理中心」的減重班，剛開始因為要調整飲食習慣，而有些後悔，總覺得自己幹嘛和自己過不去……。但當第一週驗收成果時，我瘦了1.8公斤，從此信心大增，我告訴自己，這次一定要堅持瘦到底！所以我不間斷地每週都去上課，並遵守老師教的方式與大原則，結果我真的瘦了將近20公斤。

在這7個月當中，**透過宋侑璇老師教我們正確「選擇食物」和保持運動習慣，只要方法對了，再加上自己的毅力和恆心，就會成功**。過程中難免會有辛苦的時候，但是瘦下來之後，我去服裝店試穿衣服、褲子時的喜悅是無法言喻的。而且人也變年輕，也更愛自己。我所得到的稱讚接踵而來，連血壓值也降下來了，現在的身體輕盈又健康。

從前亂用方法瘦不下來時，我總是給自己藉口「年紀大代謝不好，所以瘦不下來」現在經由宋老師上課指導，下課後如果有不懂或是想煮菜時，我就會參考老師的第一本著作《每週2天輕斷食，2個月瘦8公斤》。

現在得知老師即將推出第二本《週一週四2天輕斷食，8週瘦8公斤不減胸》更是針對女性所設計，不僅可以減肥又能維持胸型，適合所有想愈來愈美、身材想更窈窕的妳。希望所有想減重的人，都能下定決心並及早開始。在此，我實在很謝謝侑璇美女老師，讓我找回健康和年輕樣貌！

84kg

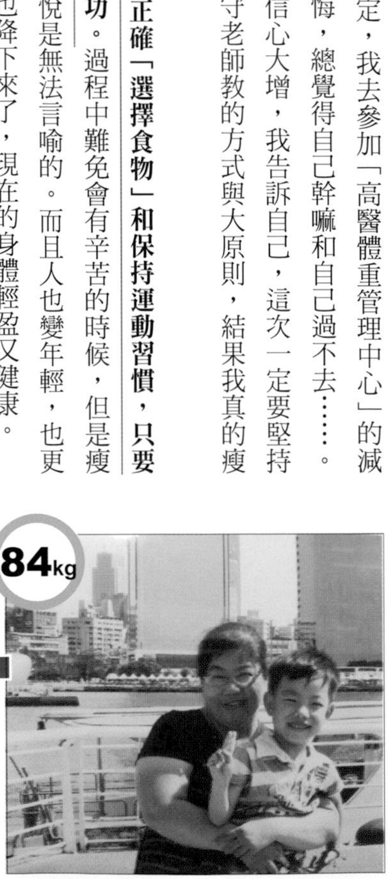

65kg

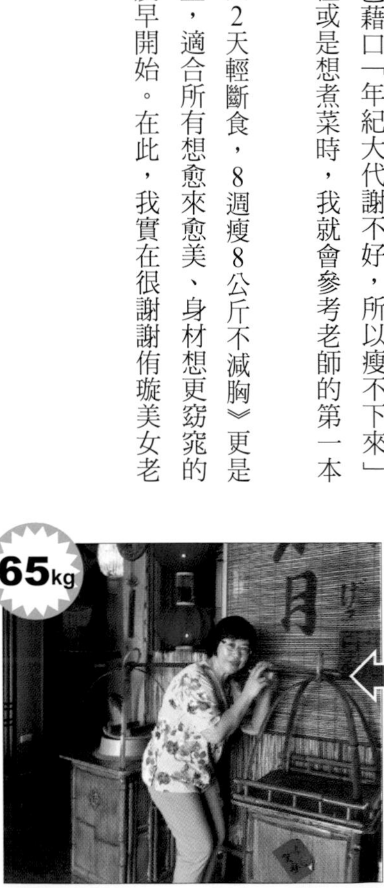

Atai・減重班學員：93公斤→77公斤

聽宋老師的話，就能戰勝體脂肪！

我每年都會參加公司固定的健康檢查，報告總是提醒我腰圍、脂肪肝還有膽固醇過高，表示我已經是屬於「代謝症候群」的患者。其實我心裡很煩惱，卻不知有什麼方法解決，於是我上網搜尋自己比較相信的醫療機構，得知高醫有開設減重班。起初，抱著姑且一試的想法，心想減重總要有個開始。開課的第一天就被美女——宋侑璇老師的專業所吸引，後來才知道她自己就是最佳的代言人。課堂中，經過老師的指導，我終於知道「少吃，多動」真正的意思，原來「少吃」是可以被量化的；然而，我以前只知道飯和麵等於澱粉，上課後才知道全穀根莖類也是屬於澱粉，如此一來，就有更多優質的碳水合物食材可以選擇；蔬菜的選擇也相當多樣化，讓我減肥時，吃東西也不會無趣、痛苦。

身為外食族的我，一天的蔬菜量總是便當中的兩三口。上課後，才發現自己攝取的份量遠低於一天所需。經過老師提醒，水分對於減重也相當重要，而每個人需求量不同，只要每天喝夠份量，就不需要靠廣告中的飲品，也能靠自己輕鬆愉快的戰勝體脂肪。

跟著宋侑璇老師指導的方法，我除了飲食調整，也重拾運動習慣。當周遭親朋好友看到我減重的成效，卻很難一一分享完整觀念給他們，所以，之前我買了很多老師的第一本書《每週2天輕斷食，2個月瘦8公斤》分送給朋友們，希望他們從中獲得健康減肥的知識。

終於，老師第二本書《週一週四2天輕斷食，8週瘦8公斤不減胸》要上市了，當然要本著死忠粉絲的雀躍心情跟大家強烈推薦。如果，**妳真的遍尋不著好的減肥方法，只要跟著書本上老師指導的觀念和輕斷食菜單，一定可以邁向瘦子之路。**

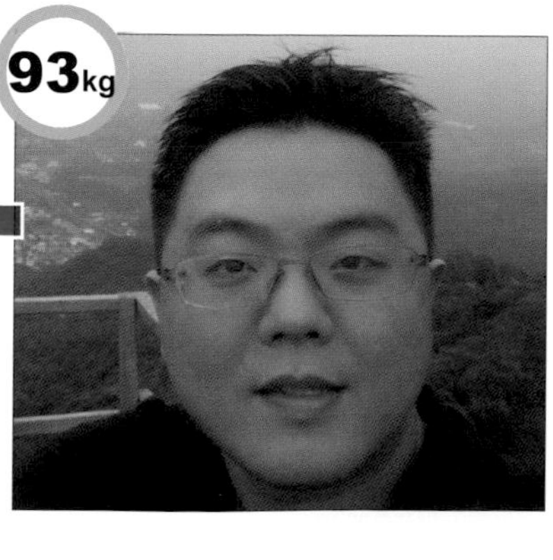

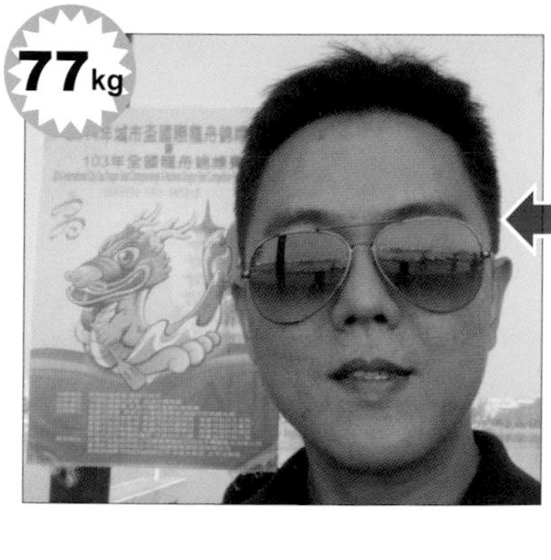

作者序

越早開始執行「輕斷食」，成功機率越大！

帶領減重班這麼多年，時常有學員問：「老師，我比年輕時吃更少，但卻越來越胖，怎麼辦？」「老師，我真的可以跟妳一樣瘦得這麼漂亮嗎？」、「老師，我現在更年期了，還瘦得下來嗎？」、「老師，我年紀大了，代謝這麼差，真的有辦法瘦嗎？」……在這裡，我要告訴大家：「不管是誰，絕對都能瘦！」因為想要成功減重的第一步，就是**要相信自己一定可以瘦得下來，而且要告訴自己：「我一定要瘦下來！」**所以，只要找出一個「非瘦不可」的理由，然後就不放棄、堅持到底，那麼，怎麼可能不會瘦身成功？

至於成功瘦下來的第二要務，就是「用對方法」！——許多人嘗試了一次又一次的減肥歷程，原本「滿腔熱血」，減到最後卻依然「滿腹肥油」，實在很令人沮喪！但其實，這都是因為「用錯方法」的結果！**事實上，光是「少吃」，真的不會瘦，而且還會減掉妳的代謝率與胸部。想要成功瘦下來，重點在於「吃對食物」與「用對方法」，而我所推行的「每周2天輕斷食」，除了方法很簡單，而且執行起來也很有彈性，非常人性化！**

上一本書出版後，許多讀者到我的臉書粉絲頁來發問，而最常見的問題就是下面3項：

❶ **只能吃500卡嗎？**——答案是：「最好是，但也不完全絕對是！」因為如果妳的工作需要消耗大量體力，覺得500卡吃起來感覺像要昏倒，那麼，可以先從1000卡開始慢慢往下降，讓身體逐漸適應並找到最適合妳的熱量即可。但相對的，如此一來，減重速度一定也會受到影響。

❷ **一定要吃早餐跟晚餐嗎？**可不可以改成早餐與中餐？或是改成午餐與晚餐？——答案是：「最好是，但也能依照妳的生活模式去改變！」因為有些人很早就開始工作，然後下午就下班了，這樣的人當然可以把早餐與晚餐更改成早餐與午餐，而且，最好下午還能去運動，然後晚上早早睡覺；如果能做到這樣，減重當然沒問題。不過，若是上大夜班的人該怎麼辦？其實，對於上夜班的人來說，「每天睡醒的那一餐」就是「早餐」（通常可能是下午或晚上），而「下班後、睡覺前的那一餐」就是「晚餐」（通常是早上）。不過，如果妳是正

常時間的上班族，那麼，還是建議妳乖乖的吃早餐與晚餐，免得晚上「被豬附身」睡不著又爬起來吃東西。所以，換句話說，「每周2天輕斷食」的用餐時間與熱量，都能夠依照個人的生活模式進行彈性調整！

❸**該如何減重不減胸呢？**——其實，這真的也不是很難，但說真心話，那就是「妳必須夠勤勞！」因為天下沒有白吃的午餐，所以，我們也必須付出加倍的努力去挑選所吃進身體的食物，並且規律持續的做豐胸運動，這樣，一定可以瘦得漂亮又擁有美麗的胸部！

大部分減重女性想要達成目標，都是：「既能瘦下來，胸部又不變小！」而這本書即是為了達成這樣的目標而設計。只要大家照著我書上所說的飲食方式來吃，運動也要做足，加上調整改變錯誤的生活習慣，一定可以成為你心中完美的樣子。我帶減重班近10年來大部分的人減重最難成功的原因都在於「管不住自己的心魔」、「堅持的時間不夠」，所以，請記得以下4個重點——

❶一定要一口氣瘦到自己心目中「瘦子」的體重。

❷請找幾個伴一起減重，如果還有一個「很機車」的營養師盯著妳，那當然更好！

❸尋找1種或2種可以吃的點心，或是輔助性的餐包放在家裡或身上。

❹如果「被豬附身」的時候，沒有關係，就當作放自己一次假，重點在於要趕快學習調整飲食習慣與生活作息，讓自己儘快「遠離豬群」。

越早開始執行減重計畫，成功機率越大！從妳拿起這本書，就已經開啟「減重成功之路」了！

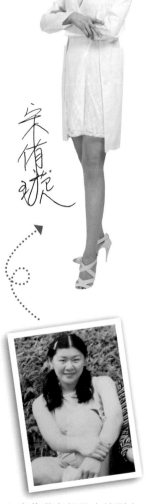

▲宋侑璇老師從小胖到大，憑著「輕斷食」8個月一口氣瘦下35公斤，而且胸部不縮水！

Contents

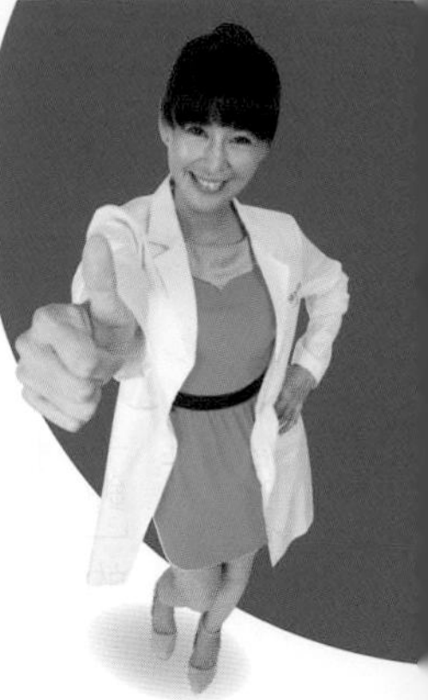

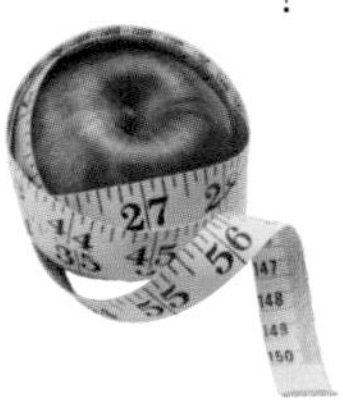

Part 3

動手做有效的減肥餐！

55道減重專用3D「輕斷食」料理大公開，讓妳愈吃愈瘦！

Part 4 出去吃也能瘦的飲食法！

Part 5

瘦下來不復胖的好習慣！
跟著營養師這樣做，4人絕招讓肥肉永遠斷捨離！

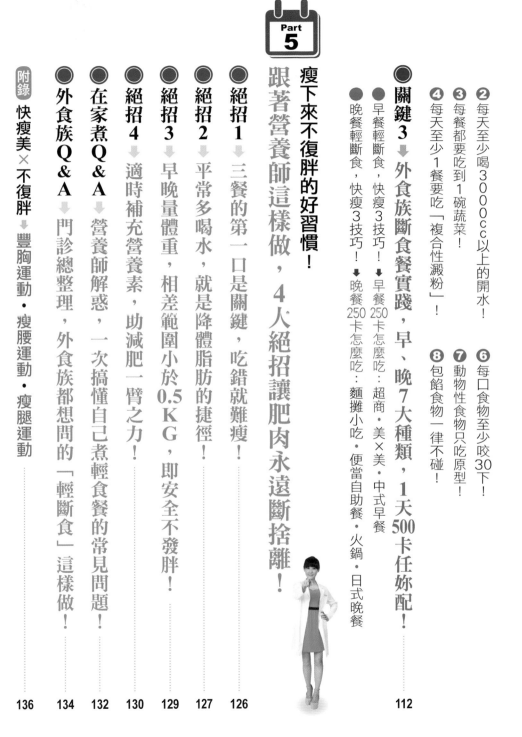

PART 1

其實妳不是天生胖！

99%的人「不斷胖」，都是因為「不斷」食！

1 吃得不對，絕對胖；不斷吃錯，當然會不斷發胖！

2 來找我減重的人，幾乎都曾瘦身失敗，因為根本用錯方法！

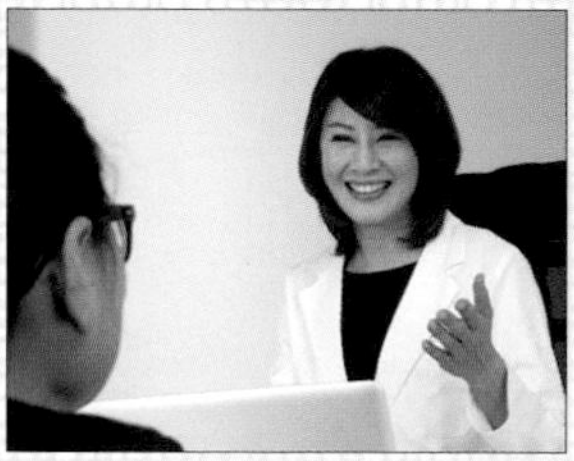

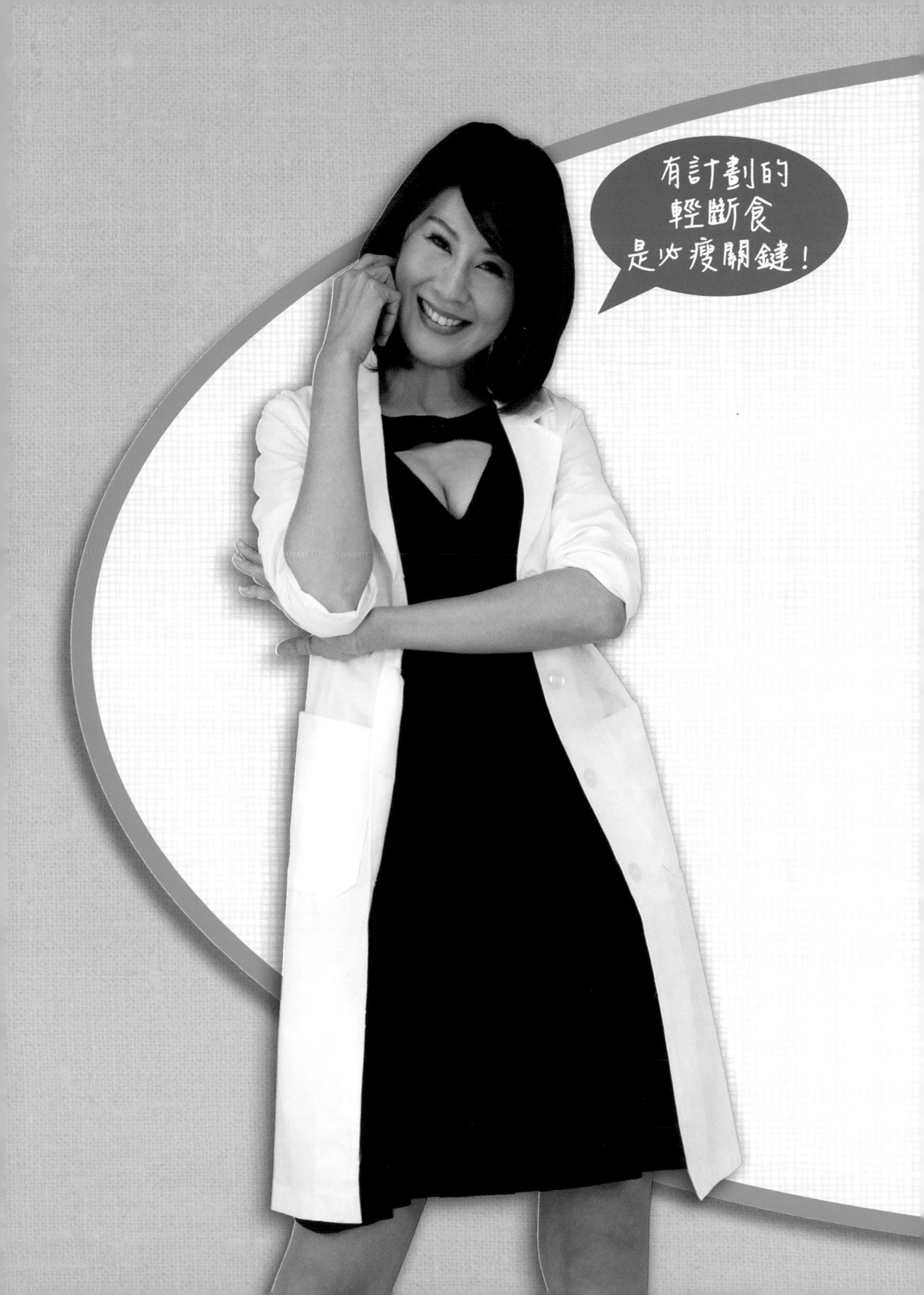
有計劃的
輕斷食
是必瘦關鍵！

吃得不對，絕對胖；不斷吃錯，當然會不斷發胖！

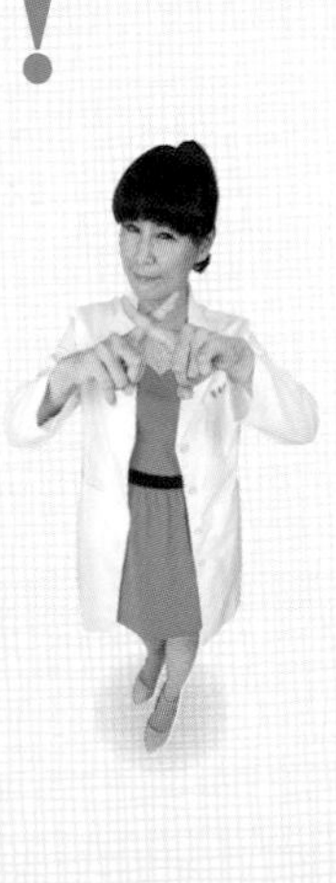

想變瘦的人，絕大多數都以為要少吃！但「恭喜妳」，這是踏入復胖輪迴的第一步。也有很多減重者不吃油、不吃飯、不吃肉，這些吃法也是錯的，反而會讓肥油牢牢積在身上！「吃得不對」是不斷發胖的主因；而「正確飲食」像本書所傳授的方法，正是減肥成功的第一功臣。

◎妳若不是天生胖、遺傳胖，卻又一身肥肉，那麼，肯定是因為吃太多、吃太快、吃太好！

「飲食習慣」絕對是變胖主因；若要推說「天生胖」、「遺傳胖」，其實只有極少數人是真的有基因方面的致胖因子。在我們減重班裡，我歸納出3種導致「易胖體質」的飲食方式，如果妳就像其中一種，小心會愈來愈胖！

❶吃太多 ▶▶▶ 身體多出來的「熱量」轉化成脂肪，堆積上身！

國人有很高比例屬於「動少吃多」的生活方式，「基礎代謝量」長期低於「每日攝食量」；加上喜歡**大啖美食一邊聊天或玩3C，讓人不知不覺吃過量，並讓大腦對「胰島素」的敏感度變遲鈍**，這樣不但容易會消化不良，導致腸胃疾病；過多的蛋白質、油脂和醣類全都會轉變成體脂肪，囤積而肥，胖了想再瘦回來難度也很高。

❷ 吃太快 ▶▶▶ 進食速度太快，會不自覺吃更多，全身一起胖！

從開始進食到吃飽的訊息傳到大腦，至少需經過15～20分鐘，若吃太快，吃飽的感覺還沒從胃傳到大腦，就容易吃進太多熱量；另外，「咀嚼」會讓大腦接收到「進食」的訊息，如果連咬都沒有咬就吞下肚，會讓大腦接收不到「我有吃東西」的訊息，所以你才會反覆的被豬附身，無時無刻都想吃。

❸ 吃太好 ▶▶▶ 營養太多反而幫倒忙，代謝不掉積成內臟脂肪！

還有不少學員是因喜歡某些美食而拚命吃，其他食物都不吃還覺得自己吃很少，搞不懂為什麼還會胖，或是一些媽媽們成天擔心孩子營養不良，所以讓孩子吃很多動物性食品，偏食的結果，造成身體「營養失衡」。**這些一時無法代謝的「營養」全都積在體內，變成了「肥美的脂肪」通通儲存在你不想要的地方**。再者，過度精緻的飲食、加工食品、繁複的料理，結果都是讓營養流失，只剩廢料壞物下肚，難怪身材好不了，病痛還愈來愈多！

● 經年累月錯誤飲食，當然會吃出粗腰、肥肚、大屁股！

英語有句話說：「You are what you eat.」，妳吃的東西決定妳的健康。我常提醒學員要改變「吃飯配菜」和「大口吃肉、小口吃菜」的壞習慣，別再以精緻澱粉、肉類為主角，只把蔬菜當配角。根據衛福部統計，台灣每3人就有1人體重過重，位居「亞洲第一胖」；女性35.8％過胖，男性過胖者竟高達51.1％，國人需要更重視體重與健康的問題。

常應酬聚餐、晚睡晚起的人也要小心，因為大吃又晚吃會讓腸胃積食難消化，起床後又食不下嚥，完全打亂體內消化、內分泌機制，難怪「一路胖到老」！再說，早上才是身體最需要營養的時刻，這時若能補足蔬菜、複合型醣類及優良低脂蛋白質，就能延續一整天的元氣，且能提高「基礎代謝率」，也就是說只要早餐好好吃、正確吃，妳也能不知不覺偷偷燃燒熱量！

我一再跟學員說，一味的「不吃、少吃」並不會變瘦；「吃對動對」內容和時間都做對了，才是減重的保證。**而我強調的「輕斷食」，就是藉著每週只要2天吃500卡，修正平時吃太多、吃太好的問題，並且從餐點裡學會調配份量及食材。而吃太快的人，透過「輕斷食」能學到珍惜食物，細嚼慢嚥，延長飽足感與調整腸道功能。**

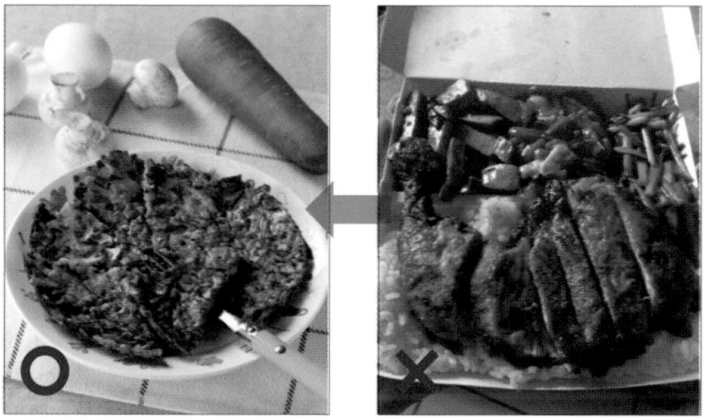

▲過去我們慣有的「飯多菜少」飲食習慣→應立即改成「菜多飯少」才有機會瘦身成功喔！

如果真心想減肥，就請先培養「瘦子腦」，從分泌食慾激素的大腦開始輸入瘦子基因！

在開始減肥之前，我們來玩個小測驗吧——檢視自己是不是「胖子腦」？還是「瘦子腦」？可參考下列選題勾選，最後加總即可。

【自我檢測】 妳是「胖子腦」嗎？

題目	是	否
❶ 大家都說我胖胖的也很可愛。	✓	
❷ 我是最靈活的胖子！最帥、最美的胖子！		
❸ 我要一個禮拜瘦**5**公斤！		
❹ 今天先吃再說，明天再開始減肥。		
❺ 每天少一餐就可以減肥。		
❻ 不吃完多可惜，只多吃一口沒關係。		
❼ 聚餐是吃到飽，就一定要撈回本！		

此表若打「✓」1項以上，小心！妳已經注入變胖基因！
要趕緊喚醒「瘦子腦」，並落實「輕斷食」計畫，早日甩油！

【自我提醒】 妳是「瘦子腦」嗎？

❶ 多吃正確的食物 >>> **不論是輕斷食日、平常日，都選擇攝取膳食纖維高、幫助抗氧化的食物，有助代謝體脂肪。**

❷ 多做正確的運動 >>> **多利用走路、爬樓梯增加日常活動量，並且規律進行有氧運動，適度的核心肌群訓練、增加肌肉量就能提高代謝率，加速減肥。三種缺一不可。**

❸ 尋找減肥好同伴 >>> **一個人減肥很痛苦，如果有家人、朋友支持，相互打氣，那瘦身效果就能事半功倍、不復胖。**

❹ 正確使用輕斷食 >>> **並非隨意的少吃其中一餐或一天只吃500卡就能達到輕斷食的效果，必須有計畫性，規律且持續正確執行，才能讓妳事半功倍，早日成為瘦子身。**

「瘦子腦」，就是要換一顆會變瘦的腦袋，幫自己建立「吃對、動對、有同伴」的觀念和生活。牢記落實2、3週後，妳就自然不碰垃圾食物；主動在上一站下車，走路回家……，如此就能輕鬆瘦下來。

Diet TOPIC 2

來找我減重的人，幾乎都曾瘦身失敗，因為根本用錯方法！

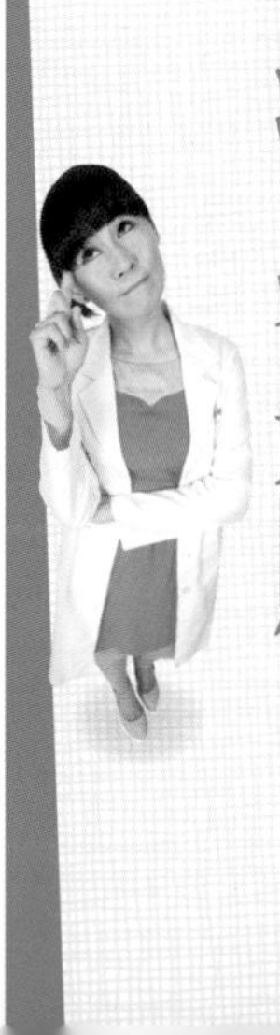

妳試過多少種減肥法？每次都是瘦了又胖，不斷懊悔自己和「瘦子」無緣嗎？我們減重班裡，大部分學員也曾誤信減肥偏方、網路傳聞，浪費了很多時間和金錢仍失望後，而來找我求救。因為跟著我用對的方法減肥，體重和健康都變得比之前好，樣貌也更年輕！

史上最糟糕的減肥法，妳用過幾種？

在臨床案例上，曾接觸過因亂吃來路不明減肥藥或偏方而導致住院洗腎；或一天只吃一餐，導致掉髮、胃潰瘍等遺憾。以下我分析「最糟糕的6種減肥法」的原理和陷阱，如果妳曾經用過或正這樣做，請即刻換方法，以免越減越胖，甚至哪天突然送醫還莫名奇妙！

NG 1 單一食物減肥法（咖啡減肥法、蘋果減肥法、蔬菜湯減肥法……）

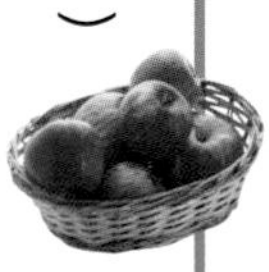

減重原理 在一定期限內，通常是數日至一個月內，只食用一種食物，或是吃大量一種特定的食物，其它食物則一概不吃或少吃。希望透過每天攝取相同極低熱量的食物，來減輕體重。

減重陷阱 初期減重效果明顯，但因口感單調，很快會吃膩而放棄。減下來的體重都是身上的水分和肌肉組織，而非體脂肪，因此一旦恢復正常飲食後，體重飛快回彈，更恐怖的是身體會堆積更多脂肪，比之前還胖。

NG 2 藥物或代餐減肥法（減肥藥、代餐飲品、代餐餅乾、代餐棒……）

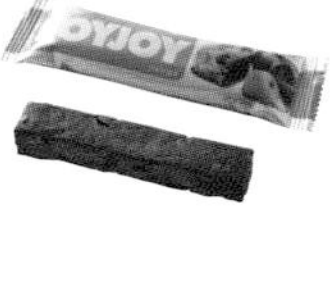

減重原理 ❶目前台灣合法的「減肥藥」只有一種，該藥的作用是抑制當餐的脂肪吸收約30%，不良反應包括油斑、油便、胃脹氣、急便、肚子絞痛、排便增加、排便失禁等，合法的減肥藥在有醫師的建議下是可以使用的，但是要記得一件事情，如果妳沒有在使用藥物的這段時間學會正確的飲食方式，藥物停用後，通常還是會再胖回來。❷「代餐減肥法」指單純以代餐包完全取代三餐的其中1～2餐，除了代餐包之外就不吃其他食物，純代餐減肥法可以減少非常多的熱量攝取，也能讓妳在短時間內看到效果。

減重陷阱 ❶長期食用減肥藥容易使人缺乏「脂溶性維生素A、D、E、K」，造成身體抗氧化功能降低，細胞黏膜不完整，免疫系統失調。此外，只有抑制脂肪吸收，澱粉、蛋白質等照樣吸收，若多吃也照樣胖。❷純代餐包裡雖然標榜營養成分完整、高膳食纖維，甚至一開始減重效果良好，但可惜的是，一但停用恐怕會胖得比以前還要多，而且減掉的是水分與肌肉，胖回來的全都是脂肪，簡單的來說，就是只把代謝減掉了。

NG 3 低糖減肥法（吃肉減肥法、蛋白質減肥法、低胰島素減肥法、阿金博士減肥法……）

減重原理 又稱「限醣飲食減肥法」，意思是只吃極少量的飯麵澱粉，但吃很多肉和高蛋白質的食物。如此會使身體不正常燃燒蛋白質和脂肪，產生燃燒不完全的中間產物——酮體，大量產生的「酮體」無法被身體吸收利用，且排出體外時，需要帶走大量的水分與電解質，希望藉此達到快速減重的效果。

減重陷阱 這個方法容易讓人吃肉吃到怕；且約吃1個星期，減重者就會有頭暈、精神不佳、燥熱、尿液酸臭等「酮酸中毒」現象。高蛋白食物所含普林量也偏高，代謝後會增加尿酸濃度，誘發「痛風」發作。高膽固醇和飽和脂肪飲食，則會增加血液膽固醇和低密度膽固醇（壞的）濃度，增加動脈硬化、心血管疾病發生率。若蔬菜、水果也不吃，此類低纖維高油脂飲食，會增加多種心血管疾病與癌症危險。

NG 4 蔬果汁減肥法

減重原理 利用現打果汁，補充體內的纖維質、維生素及酵素，提升身體代謝率，並且促進腸道蠕動，希望藉此排出體內多餘廢物，達到燃脂減肥的功效。

減重陷阱 將蔬果打成汁，其實維生素和礦物質都已經流失一大半。更糟糕是，有人號稱「早上空腹喝果汁就會瘦」；事實上，早上是一般人血糖最低的時間，這時喝只有糖分的果汁，反而會讓血糖會立刻飆升，一旦快速升高，就有機會讓身體不正常分泌胰島素，導致血糖忽高忽低，結果「被豬附身」，渴望吃更多食物。而且沒有蛋白質和蔬菜做搭配，無法在一早就開啟「燃脂機制」，減重效果當然相對差強人意。

NG 5 催吐或助瀉減肥法

減重原理 有的人會因為吃太多而感到罪惡感，就利用「催吐」和「吃瀉藥」，讓食物激烈的排出體外，但這樣只能勉強維持體重不變，不會有減肥效果。

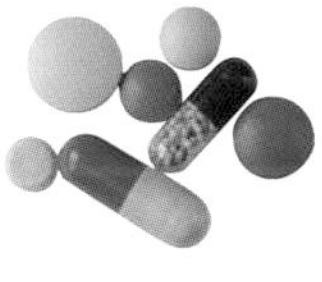

減重陷阱 這是我認為最傷身的減肥法之一，催吐時會把胃裡的食物和胃酸都吐出來，催吐時胃酸會灼傷賁門和食道；通過喉嚨，也會傷害聲帶。若長期催吐，則難逃胃食道逆流之苦。而「吃瀉藥」一時能把在腸胃的廢物排出，但激烈的腹瀉也造成腸黏膜損傷，一停用體重即會回升；經常服用也會失效，更會導致貧血、腸胃疾病。

NG 6 針灸埋線減肥法

減重原理 利用針灸、埋線於穴道，達到暫時抑制食慾的效果，通常會再搭配一些維他命或是緩瀉的藥物，短時間內會因為少吃與緩瀉看到體重減輕的效果。

減重陷阱 經由針灸、埋線於穴道來抑制食慾，一但這些外在因子消失，恐怕食慾會如海嘯般排山倒海而來，那麼體重當然也會跟著回升。我建議需同時學習飲食技巧，才能真正減重成功。

有效的減肥法，重點不在於「很快瘦」，而是能夠「瘦得漂亮，胸部不縮水」！

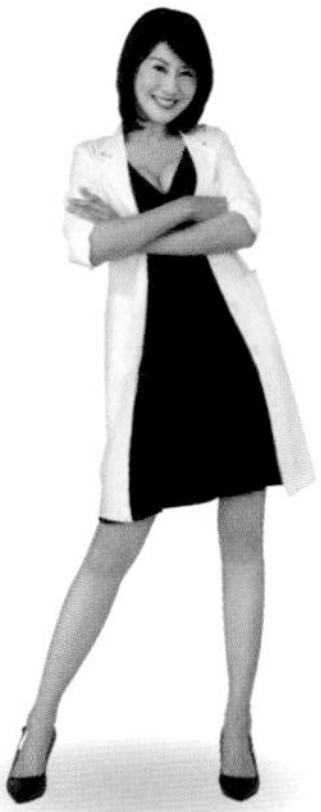

減重方法可行的關鍵除了要確實瘦到脂肪，另一個重點在於「不能讓女生的胸部變小」，畢竟「腰瘦、胸大」的芭比身材是女生夢想和性感的象徵。**當我從93公斤瘦到58公斤時，罩杯並沒有縮水，原因就在於「吃對食物」**。因為乳房主要是脂肪和乳腺管道所組成，上面則有胸大肌支撐，才有挺立的效果。如果減肥期間，沒給乳房對的營養，體重減輕的速度太快，胸部脂肪也難逃波及，那麼胸部變小、鬆弛及下垂也是意料之中。因此，我除了提醒大家要遠離「讓胸部縮水的減肥法」，後面篇章也會教大家正確選擇減重食物，並示範多種「輕斷食」料理，讓妳吃出S曲線！

小心4傷心瘦身法：「這樣減，胸部一定縮水！」

1. **拚命節食**：一味的節食，並不會馬上減少身上的脂肪，只會讓肌肉組織萎縮，唯一例外的就是乳房的脂肪，會隨節食而迅速減少、罩杯變小，並且明顯鬆弛、下垂。
2. **不敢吃肉**：肉類是蛋白質的主要來源之一，如果蛋白質攝取不足，會造成肌肉組織萎縮，乳房的根基「胸大肌」也可能跟著崩解，胸部會變小、鬆垮、胸型走山。
3. **吃減肥藥**：這是很危險的瘦身法，來路不明的減肥藥容易含有大量抑制荷爾蒙的成分，醫界研究警告大家，荷爾蒙逐漸減少，正是造成乳房縮小、婦科疾病的主因。
4. **只吃低卡**：有人為了瘦，只吃蒟蒻、青菜等低熱量食物，殊不知想維持性感魅力、彈性美肌等，是要靠適量蛋白質、脂肪……等來幫忙。小心偏食吃錯、營養失衡，也會讓妳乳房變小。

PART 2

現在妳可以不再胖！

只要週一和週四「輕斷食」，就能甩油減重！

1 「輕斷食」不是斷食，而是讓妳在對的時間、吃對的份量和食物！

2 「輕斷食」飲食具有3D特點，每1D都是讓妳成功瘦的關鍵！

3 「輕斷食」兼顧豐胸5大計畫，雕出令人稱羨S曲線！

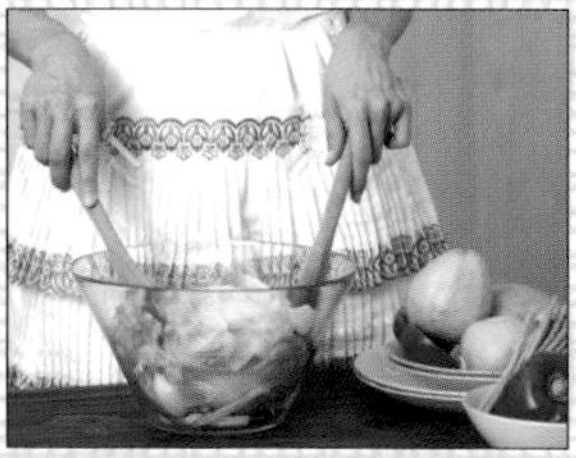

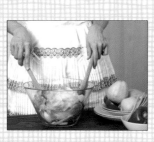

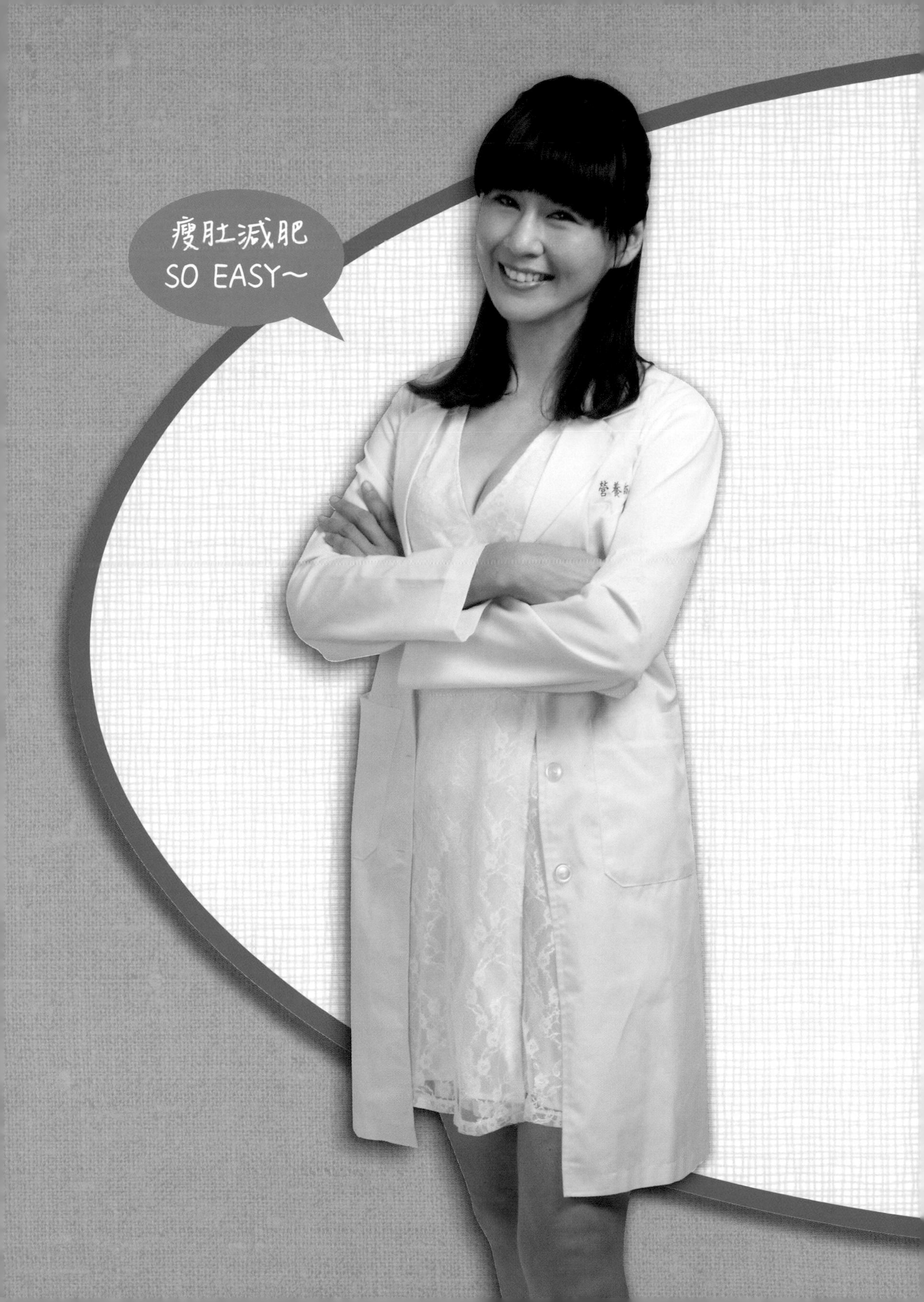
瘦肚減肥
SO EASY~

Diet
TOPIC
3

「輕斷食」不是斷食，而是讓妳在對的時間、吃對的份量和食物！

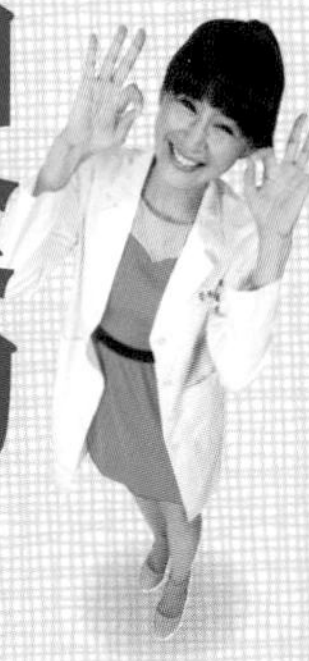

在我上一本書《每週2天輕斷食，2個月瘦8公斤！》出版後，很多人問我不少跟「斷食」有關的問題。其實「輕斷食」不是「斷食」，而是重新分配進食的時間和份量。而坊間謠傳的斷食法如「3日禁食」、「流質斷食法」等，如果沒有專業人員的指導而逕自實行，即使一時會瘦，身體也會出問題，復胖率更是百分百！

1週2天少吃點，就能讓身體少吸收2000卡熱量，1週累積下來相當於減掉1公斤！

本書推行的「輕斷食」，並非不吃任何東西的「斷食」，而是**每週選擇不連續的2天吃少一點（1天吃500卡，分為早餐250卡，晚餐250卡）**，另外5天可以正常飲食，但不要過量。千萬別以為「2天輕斷食」沒什麼，它具有減肥成功的2大關鍵，執行起來確實能變瘦、變健康——

❶平衡熱量收支：根據調查，現代人1天進食的總熱量幾乎都超過1800卡，而要達到減肥的目的必須是「攝取量＜消耗量」。而**1週2天執行500卡輕斷食，1天就可減少攝取1300卡**，1週至少可以減掉2600卡，再加上平時活動量，有助平衡另外5天多吃的卡路里，這樣一來每週減掉1公斤就很容易達成。

❷吃對代謝燃料：

減重觀念不僅是少吃，「吃進什麼」也很重要。以一餐250卡為例，如果妳是吃1個杯子蛋糕，而我吃的是「和風海藻涼麵」（第46頁），請試想身體會需要的是什麼呢？

要能瘦下來，靠的是「代謝燃料」在體內合成作用，幫助脂肪代謝。**與代謝燃料濃度最有關係的荷爾蒙，就屬「胰島素」**——血中胰島素濃度太高，會促進脂肪儲存導致肥胖，嚴重時甚至會影響代謝，產生「第二型糖尿病」。

執行「輕斷食」時，我提倡**以「低升糖指數」（低GI）的食物**為食材，一方面能使血糖上升速度較緩慢，讓胰島素的分泌量屬於正常範圍，也就減少了血糖被大量用來合成脂肪的機會。另一方面，肥胖時脂肪組織會釋放出訊息，讓胰島素的敏感度降低，使血液中的糖分升高，因而降低免疫系統，讓身體出現慢性發炎的現象。**研究發現，短暫的斷食可提高「胰島素敏感度」，平衡血糖濃度，有助降低體重**，改善各種健康機制。

因為定時定量，反而徹底養出「瘦腸胃」，發胖機率降低30％！

現代人不缺食物，不僅養成「飽食」的習慣，很多人還不自覺會吃到撐。而「輕斷食」是固定1週2天各吃500卡，提供身體基本運作的能量，非激烈的斷食手法，並不會影響健康。反而，**透過適度少吃，讓原本被撐大的胃慢慢恢復原狀，甚至能縮小胃口，發胖機率相對降低30％以上。**

當然，也有人會提到「少量多餐」能預防身體因飢餓而降低代謝，有助減肥，但這要非常精準且小心執行，才可能成功。我的學員A女以前曾嘗試「少量多餐」，三餐都吃麵包或御飯糰打發，餐間再吃點蘇打餅乾、水果，但1個月下來並沒有變瘦，還出現水腫，到底問題出在哪裡？

關鍵在於，這些精緻加工食品看起來體積小，熱量卻不少，且營養價值低，身體不斷勞損，長期下來可能因營養不足而影響健康或新陳代謝。再者，不限時想吃就吃，很容易放縱自己，以少積多，實際上吃進更多熱量與鹽份！

避開週末聚餐日，週一讓腸胃休息，週四再少吃點準備迎接週五狂歡日，實踐超人性化！

那麼，**1週2天輕斷食，應該選哪2天的效果比較好？根據我的實行經驗，發覺「週二」和「週四」是最適合輕斷食的日子。**

因為通常週五、週休日是聚餐的時間，多有外食的機會，那就放心吃喝吧！再利用「週二」輕斷食消化大餐、清整腸胃；週二、週三恢復正常飲食；「週四」是狂歡前一天，也輕斷食減少食量，準備迎接週末狂歡日！實際做法非常彈性，不需要特別計畫，可依妳當週時間表進行輕斷食，效果最棒！

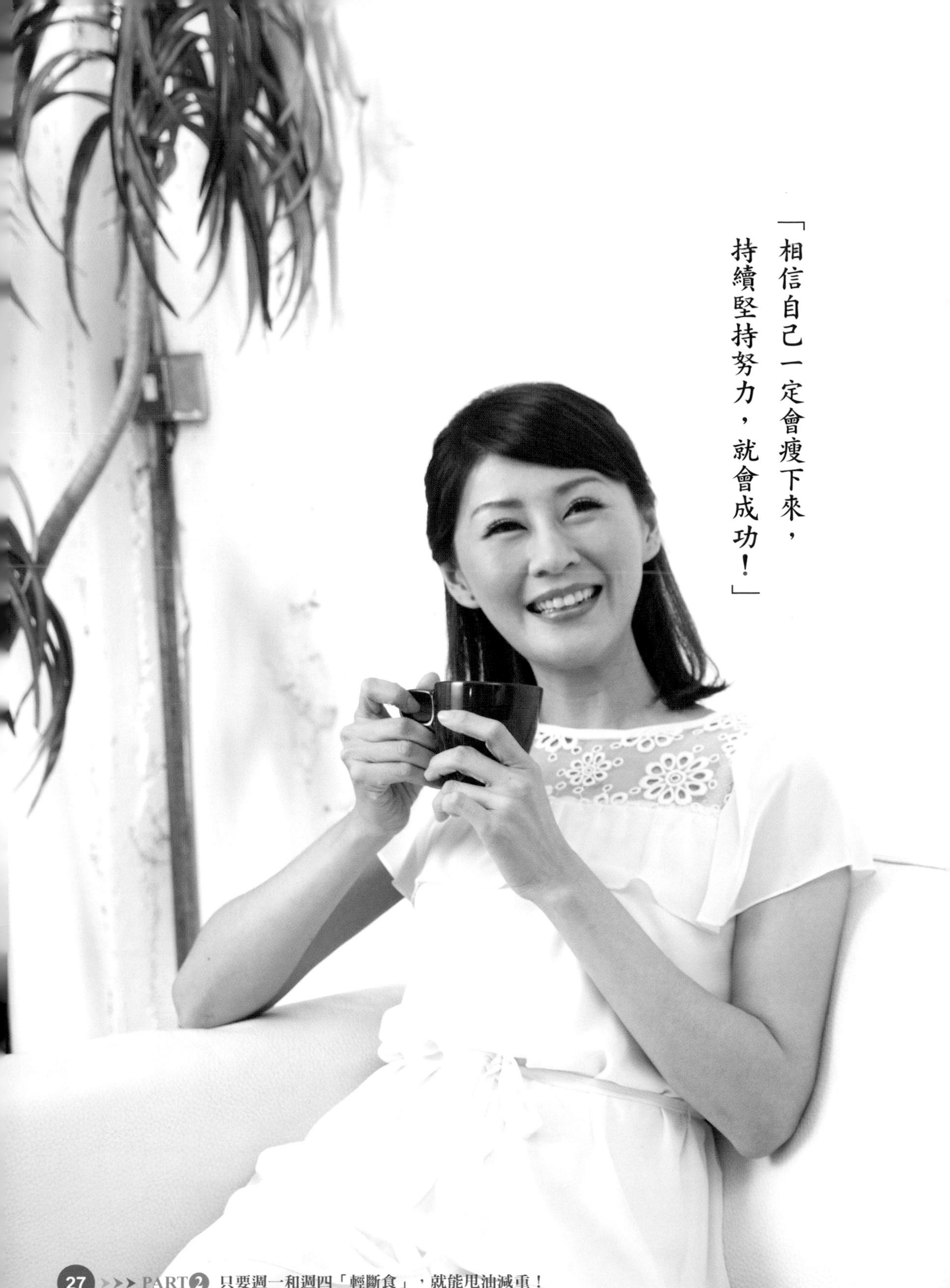

「相信自己一定會瘦下來，
持續堅持努力，就會成功！」

Diet
TOPIC
4

「輕斷食」飲食具有3D特點，每1D都是讓妳成功瘦的關鍵

「週一週四2天輕斷食」不只是飲食減少卡路里，能夠以1日只吃500卡就維持一整天的活動力，又能瘦得健康漂亮，關鍵就在「3D甩油飲食法」，透過「選好食材、吃對營養、烹調技法」3大重點，徹底改善飲食習慣，讓妳一生不復胖！

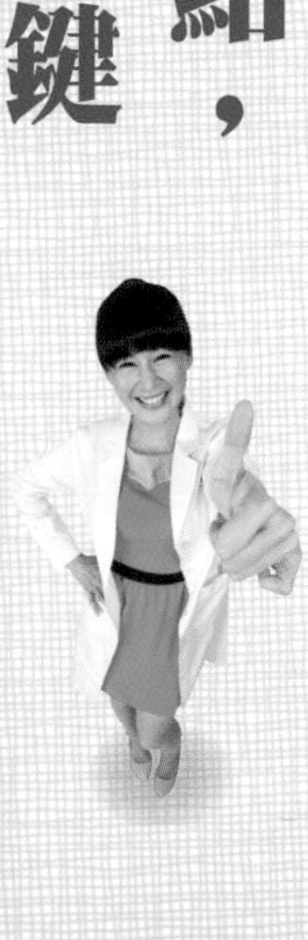

1Defatted

少脂低卡，所以瘦得快！

我一再提到，減肥成功的關鍵要素是「攝取熱量＜消耗熱量」。因此「輕斷食」當天只攝取500卡，早晚餐各250卡，少於平時1日的攝食熱量，加上身體基礎活動會燃燒卡路里，自然就能變瘦。而為了撐過輕斷食的饑餓感，我建議挑選「低脂肪、高蛋白質」的食物，例如：黃豆、豆腐、豆漿、雞胸肉及魚肉等，這些食材能兼顧瘦身與飽足感——**尤其高蛋白質食物在胃腸完全消化的時間長達5小時，因此不容易饑餓，並且可以幫助燃燒脂肪。**

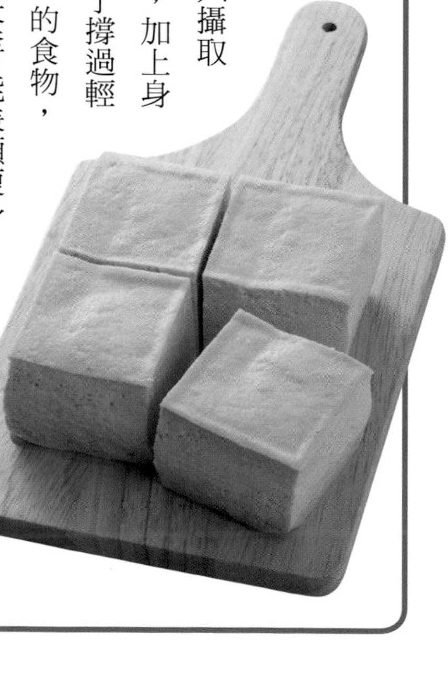

2Diversity

食材多樣，瘦素才夠多！

身材會發胖變形，吃太少「燃脂速瘦營養素」也是關鍵之一。2007年美國生物學家Douglas Coleman發現人體會分泌「瘦素」（Leptin）——這是一種脂肪激素，存在於白色脂肪組織內，當瘦素達到一定含量就會向大腦發出「吃飽了」信號，能有效控制食慾、調節熱量，抑制脂肪合成。專家研究，體內每增加1%瘦素，就加快細胞燃脂率3%，約能減少體重0.3公斤。然而，肥胖的人「瘦素」濃度較低或敏感度低，所幸，**「瘦素」是長效發揮作用的激素，我們可以透過多吃不同食物，促進瘦素分泌和提高敏感度。**我建議的「週一、週四輕斷食」，強調**每餐都要攝取蛋白質、碳水化合物和脂肪**，透過多樣化的天然食材，補充體內不足的營養素；此外，WHO（世界衛生組織）推薦平時多吃下列5種食物，可促進瘦素作用，很快就能瘦下來——

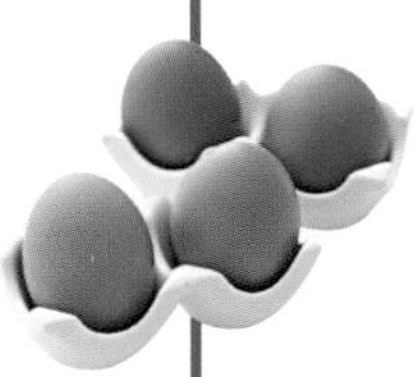

❶ 蛋白

蛋白的「胺基酸」是瘦素合成的重要元素，每天吃2顆蛋白，飽腹指數會上升20%。

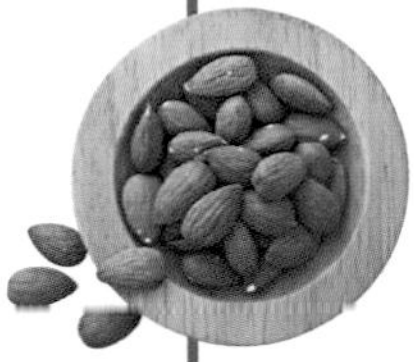

❷ 杏仁

富含礦物質「鎂」，能穩定血糖、提高血液中的瘦素水準，降低對脂肪的吸收。

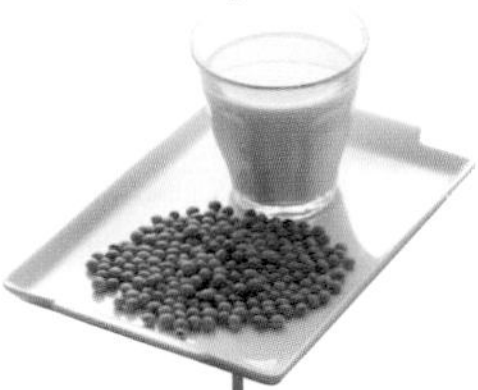

❸ 豆類

能提高身體對瘦素的利用程度，促進代謝力，有助殲滅內臟脂肪。

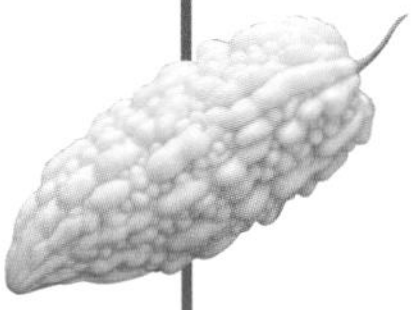

❹ 苦瓜

含「高能清脂素」，建議生吃，能使飽和脂肪酸的吸收量減少40%。

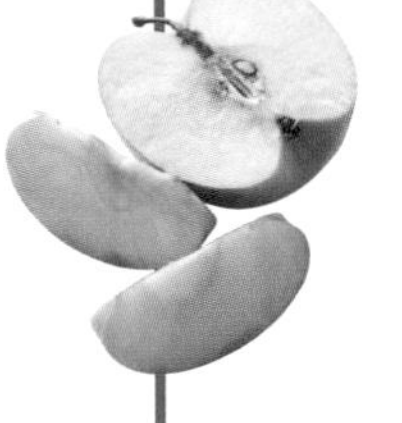

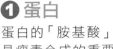

❺ 蘋果醋

蘋果皮的「果膠」和醋的「酵素」作用，能促進瘦素的合成和分泌。但不適合胃酸過多者。

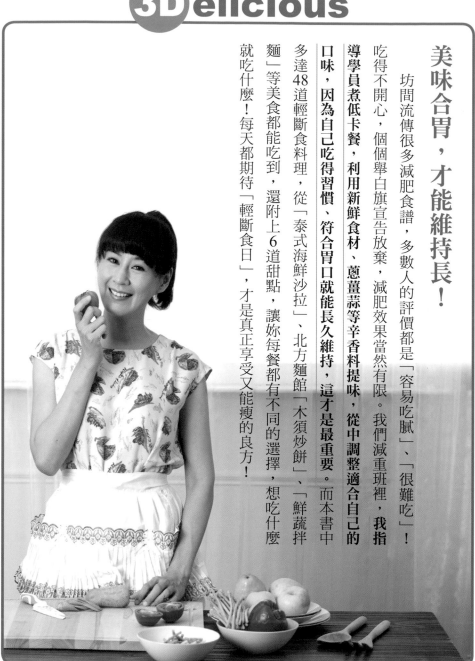

3Delicious

美味合胃，才能維持長！

坊間流傳很多減肥食譜，多數人的評價都是「容易吃膩」、「很難吃」！吃得不開心，個個舉白旗宣告放棄，減肥效果當然有限。我們減重班裡，**我指導學員煮低卡餐，利用新鮮食材、蔥薑蒜等辛香料提味，從中調整適合自己的口味，因為自己吃得習慣、符合胃口就能長久維持，這才是最重要**。而本書中多達48道輕斷食料理，從「泰式海鮮沙拉」、北方麵館「木須炒餅」、「鮮蔬拌麵」等美食都能吃到，還附上6道甜點，讓妳每餐都有不同的選擇，想吃什麼就吃什麼！每天都期待「輕斷食日」，才是真正享受又能瘦的良方！

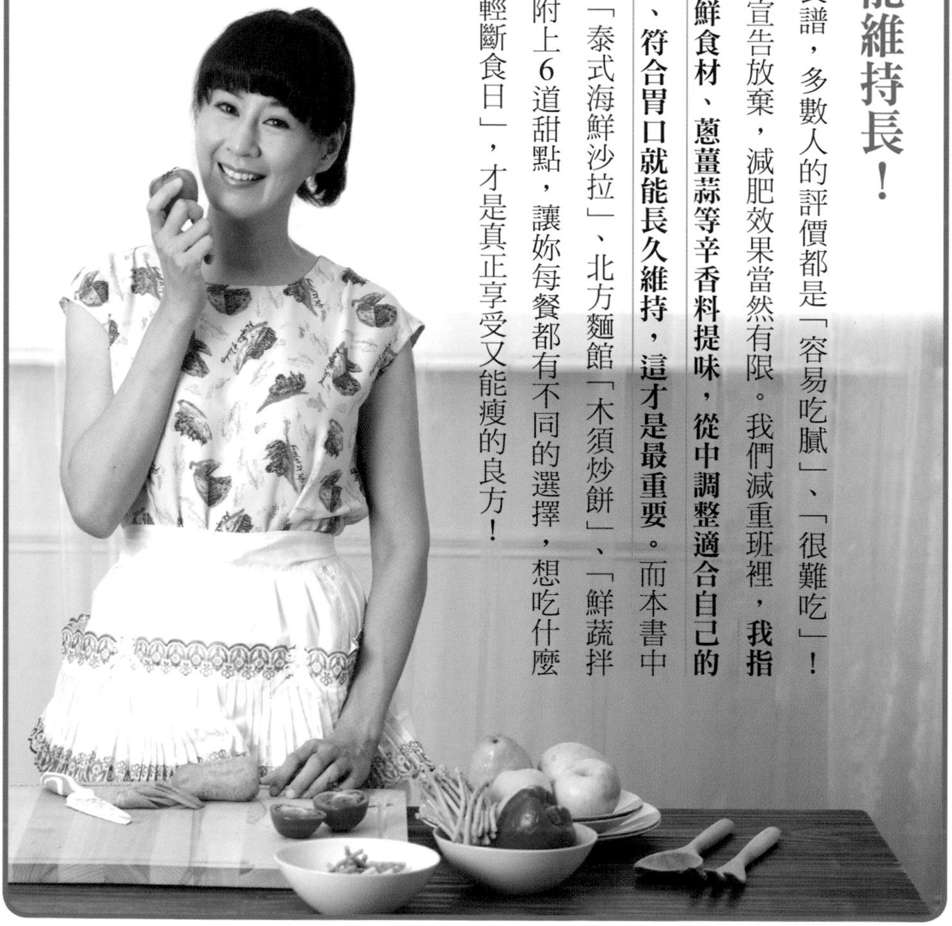

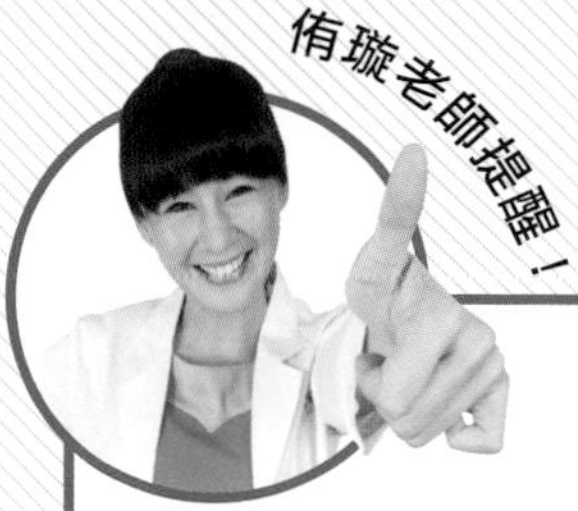

將生活作息調正確，才能讓吃進去的營養達到最大功效！

當我們改正飲食習慣，吃對好食材外，也請務必檢視自己的作息有沒有跟著調整，以免日常作息不正常，反而使營養素無法吸收，也是白搭！以下 5 項生活習慣若徹底執行，必能加快瘦身速度，身體愈來愈健康！

❶ 早睡早起

加拿大醫學期刊曾發表研究，成年人睡眠時間7～9小時者比**睡眠時間少於4小時者，肥胖機率減少73%，睡眠不足或是睡錯時間會讓身體的瘦素（Leptin）分泌減少**，瘦素濃度較低或敏感度不足的人，會比正常人一天多吃進500卡以上的熱量，並且難以控制食慾，更別說要好好的執行輕斷食，所以我建議最好能在晚上10點就上床睡覺，才能讓妳減重之路順利無礙。

❷ 睡醒先喝 1 大杯溫開水

早上起床先喝1大杯溫開水，解身體的渴，也能幫助控制食慾。身體若處於缺水狀態，大腦就會一直發出進食的訊號，因為身體認為只要進食就有可能得到水分，但多數人卻是喝飲料、吃零食，導致身體鬧旱災，於是又更加強烈的發出進食的訊號希望能得到水分，如此惡性循環身體就越來越缺水，而趴在背上的小豬也越來越大隻。

❸ 早餐務必在睡醒 1 個小時內完食

早上睡醒1個小時內吃早餐，有助於喚醒身體的代謝。人體影響基礎代謝率高低的一部分來自於腸胃道的蠕動，**因此越早吃早餐，腸道越早開始工作，基礎代謝率也會跟著升高。**

❹ 規律且充分的運動

研究顯示每週2次30分鐘以上的運動就能提升瘦素的濃度，多數人減重失敗與復胖的主要原因之一，就是其實減掉的不是脂肪而是肌肉，**適度的運動除了可以消耗熱量、增加瘦素濃度，另外也能避免減重期間肌肉流失。**

❺ 適當的釋放壓力

要是不小心破功吃了不該吃的食物，也別太苛責自己，每個人都會有犯錯的時候，吃都吃了就讓它過去，就從犯錯後的當下重新開始，重新燃起減重的熱情，千萬不要被自己打敗。

Diet
TOPIC
5

「輕斷食」兼顧豐胸5大計畫，雕出令人稱羨S曲線！

「減肥、減肥，最怕減到胸部！」這是大多數女生減肥時遇到的困擾，勢必要在「胸部」和「變瘦」之間左右為難，無法兩全其美。其實，食物就是最好的「豐胸聖品」，在減重期間適時補充5大類食物，就能不減胸，又擁有性感的S曲線！

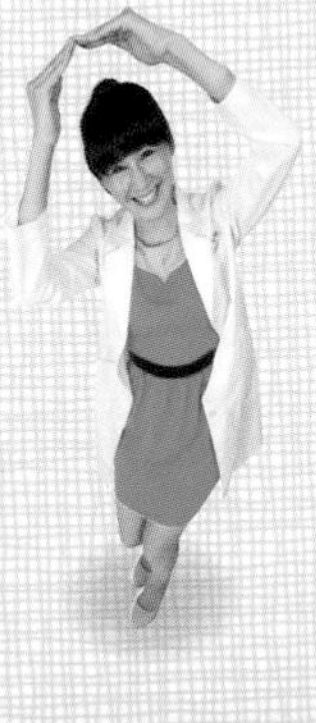

計畫1 吃對蛋白質，提供所需營養減肥不減胸！

多數減肥的人飲食上都會先少吃肉類，改吃很多生菜沙拉，確實體重剛開始可以掉很快，但往往胸部也跟著大大的縮水。

蛋白質是人體不可或缺的營養素，也是豐胸的關鍵元素，可保持乳房維持正常狀態。若妳3週沒有攝取足量的蛋白質，乳房的胸大肌會率先開始崩解，胸部不但縮水還會下垂。

因此，想變瘦又想保住美胸，在烹調「輕斷食」料理時，該餐一定要**補充1份蛋白質，約等於：1顆蛋白、或3薄片瘦肉或魚肉、或240cc豆漿或牛奶或100克豆腐**。

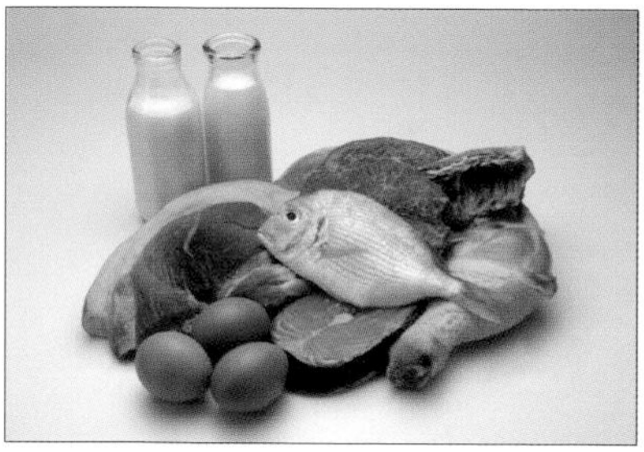

▲優質蛋白質：蛋白、黃豆製品、牛奶、魚肉等，都是養胸的好食材。

計畫2

攝取好油脂，促進女性荷爾蒙正常運作！

小心！要是妳在瘦身過程中完全不攝取油脂，胸部很快會變得乾扁、沒彈性。胸部主要是由「乳腺組織」和「脂肪組織」構成，而乳腺組織在青春期已經固定，但真正決定乳房尺寸的關鍵是脂肪組織的多寡。因此，胸部要變大，必須依靠女性荷爾蒙促使脂肪儲存於乳房，來壯大其規模。換句話說，促進「女性荷爾蒙」正常分泌就有助胸部豐滿。我建議**輕斷食日一定要攝取1小把堅果，補充「維生素E」、「亞麻油酸」和「花生四烯酸」；平日則吃適量富含「Omega-3」脂肪酸的食物**，這類良好的油脂可幫助刺激女性荷爾蒙正常作用。

計畫3

補足維生素，打造胸部肌膚水嫩有彈性！

乳房夠大但沒有彈性或下垂，同樣不好看！想要胸部水嫩有彈性，除了要**補充「蛋白質」之外，從蔬果中攝取「維生素C」，兩者相互搭配，可以促進體內膠原蛋白的修護及形成**。此外，德國研究發現，**「鈣質」可以刺激荷爾蒙正常分泌**，因此適量攝取黑芝麻、小魚乾等富含鈣質與好油的食物也有豐胸效果。想預防胸部下垂，就得多吃富含「維生素B群」的食物，像糙米、五穀飯、堅果等，能防止胸肌垮台，讓乳房保持堅挺。也要多吃含「β胡蘿蔔素」的食物，如菠菜、胡蘿蔔等，其具有保護皮膚與粘膜的作用，可以讓胸部的皮膚更潤澤有彈性。

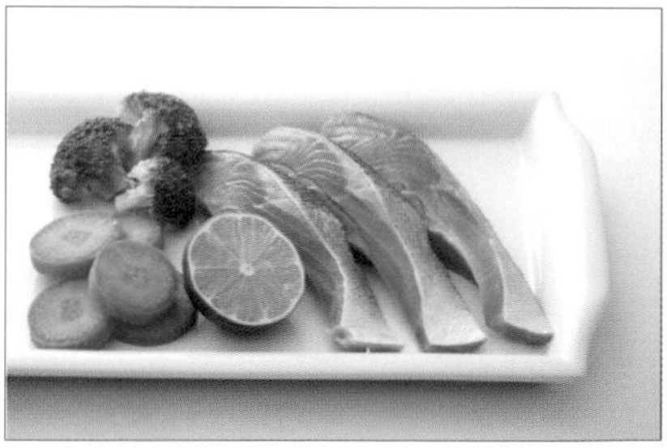

▲原味的堅果和富含「Omega-3」脂肪酸的食物，都是美胸好食材。

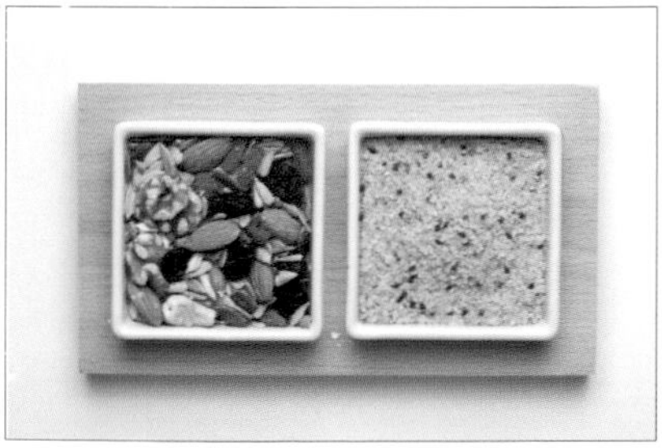

▲糙米、堅果等「維生素B群」食物，讓胸部堅挺不走山。

計畫 4

常吃好海鮮，富含「鋅」有助提升雌激素！

「鋅」屬於微量礦物質，是雌激素合成的重要元素，可刺激女性荷爾蒙生成，促進乳腺管發育，達到豐胸效果。鋅在成人體內僅有2～3克，其它必須從飲食中獲取，**尤其以「帶殼海鮮」的含量較高**，在輕斷食日裡不妨多吃下列5種「高鋅」食材——

❶ 蚵仔

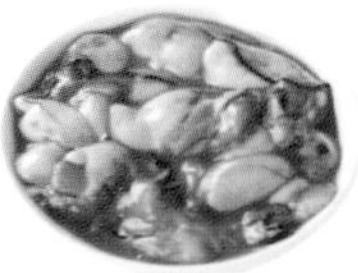

每100公克（約12顆）含鋅約19毫克，有助促進荷爾蒙分泌，讓胸部挺而美。

❷ 鮮蝦

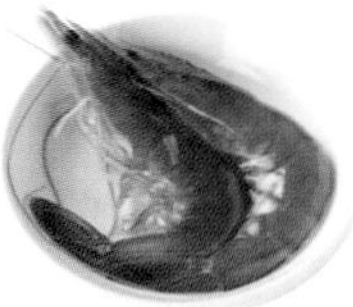

每100公克含鋅約18毫克。若能連殼一起吃最好，因為蝦殼有豐富的鈣質、甲殼素、胺基酸，讓妳減肥不減胸。

❸ 螃蟹

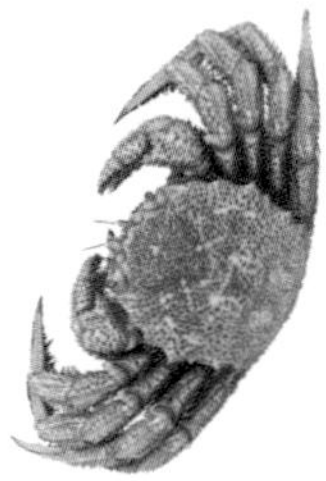

每100公克蟹肉含鋅約7毫克。另還有抗氧化的蝦紅素，維持美胸又青春。

❹ 蛤蜊

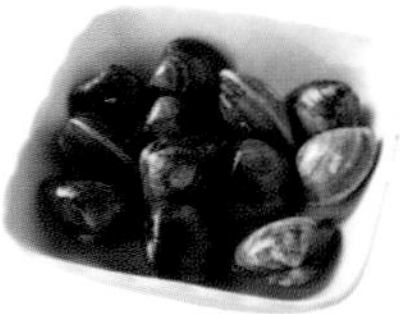

每100公克含鋅約7毫克，且有胺基酸、牛磺酸等成分，瘦身同時美胸。

❺ 鮪魚

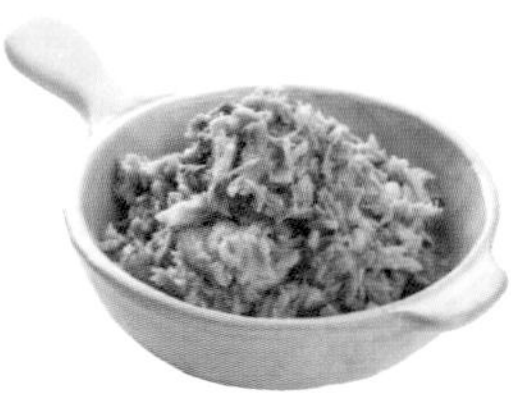

每100公克含鋅約4毫克。亦含良性脂肪酸，可燃燒體內多餘的脂肪，另有平衡血糖的功能。

計畫 5

選對好食材，含植物性荷爾蒙，罩杯激升！

說到這裡，我們已經知道**豐胸的必要2元素：❶蛋白質，❷女性荷爾蒙**。而實驗發現，在天然食材中植物性荷爾蒙的結構與女性荷爾蒙類似，是一種天然化合物，它們富含「異黃酮」、「木質素」和「香豆素」等營養元素，可增加乳房的脂肪堆積。因此，不論是做輕斷食料理或平日煮菜，多加入紅棗、豆漿、山藥、黑芝麻、酪梨、堅果、牛奶等食物，就能維持罩杯不縮水喔！

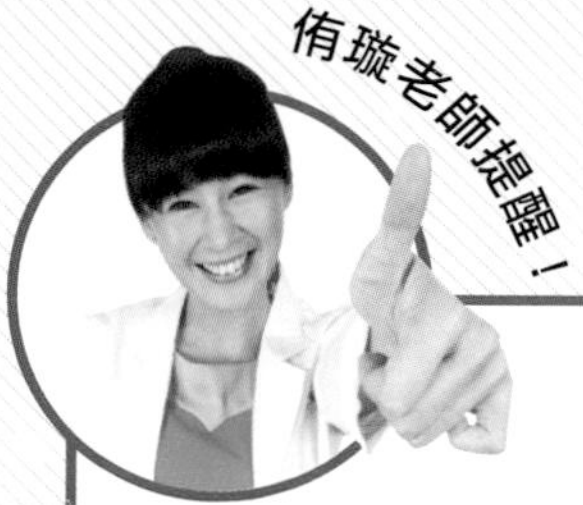

女生注意！
掌握28天生理週期，豐胸＋減肥一次達陣！

女性28天的小紅生理週期，是對「瘦身」和「豐胸」的一大福音，藉此用對方法輕斷食甩油，能兼補好身體、養胸甚至激升罩杯。而月經後黃金7天，因為新陳代謝加快，並將生理期滯留的水分排出，此時體重可望下降1～3公斤！

～～ 28天生理週期，豐胸的最佳3大時間點 ～～

DAY 5～10．排卵前期 豐胸運動期，效果好3倍！

排卵前期這一週是豐胸的絕佳時機，此時「動情激素」開始分泌，只要吃對豐胸食物，再搭配每天至少做2次豐胸運動，刺激乳房代謝，效果比平時好上3成。

飲食建議 紅蘿蔔、馬鈴薯、堅果類、豆類、豆腐、木瓜。

安心提醒 這幾天做豐胸運動最有效，配合荷爾蒙分泌讓胸型變美、變渾圓。

DAY 11～13．排卵期 豐胸黃金期，食補＋按摩雙效棒！

從經期第1天算起的第11～13天（即經後第2週），是經後的最佳豐胸保養期，這段時間雌激素會開始大量分泌，搭配食物與按摩的效果明顯。

飲食建議 多吃維生素、蛋白質食物，葡萄、核桃、花椰菜、肉類、海鮮等。

安心提醒 可多按摩胸部，刺激乳腺通暢、吸收養分，並做「豐胸運動」（P134）。

DAY 18～24．經前期 豐胸平緩期，持續保養保持效果！

從經期第1天算起的第18～24天（即經後第3週），是經後豐胸的次佳時期，雖然效果沒有前兩個時間點明顯，但做豐胸運動和按摩仍有效果。

飲食建議 可以多喝牛奶，或多補充膠原蛋白及富含維生素C的食物幫助胸部發育。

安心提醒 避免飲用太多含咖啡因的飲料，像可樂、咖啡。也要避免太鹹的食物以免造成水腫。

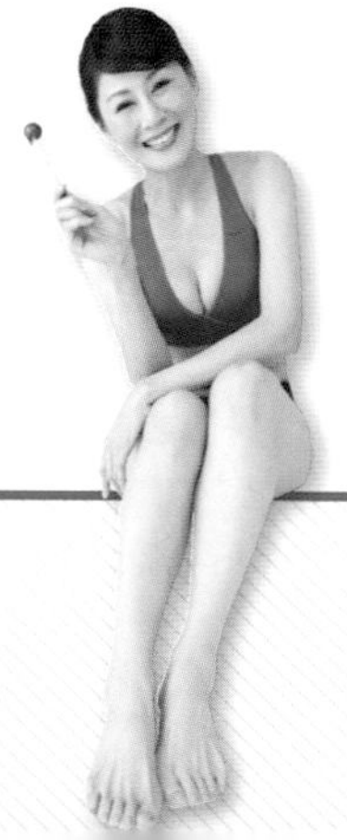

動手做有效的減肥餐！

PART 3

55道減重專用
3D「輕斷食」料理大公開，
讓妳愈吃愈瘦！

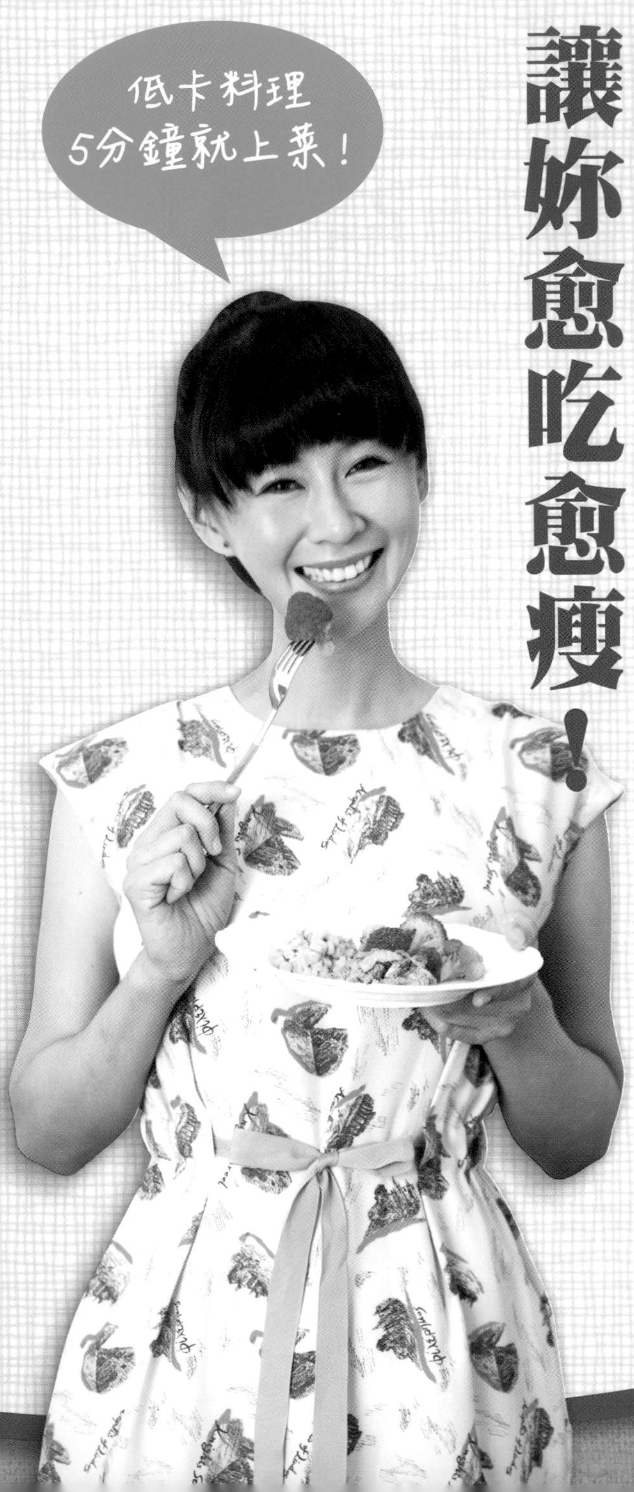

1

輕斷食烹煮5秘訣，避免「被豬附身」黑白吃！

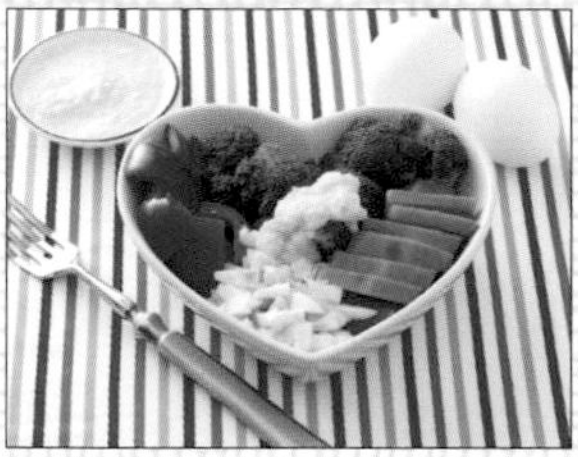

2

居家必備，最推薦的激瘦食材5大類！

3

營養師親研48道輕食料裡＋6道低卡甜點！

Diet TOPIC 6

「輕斷食」烹煮5秘訣，避免「被豬附身」黑白吃！

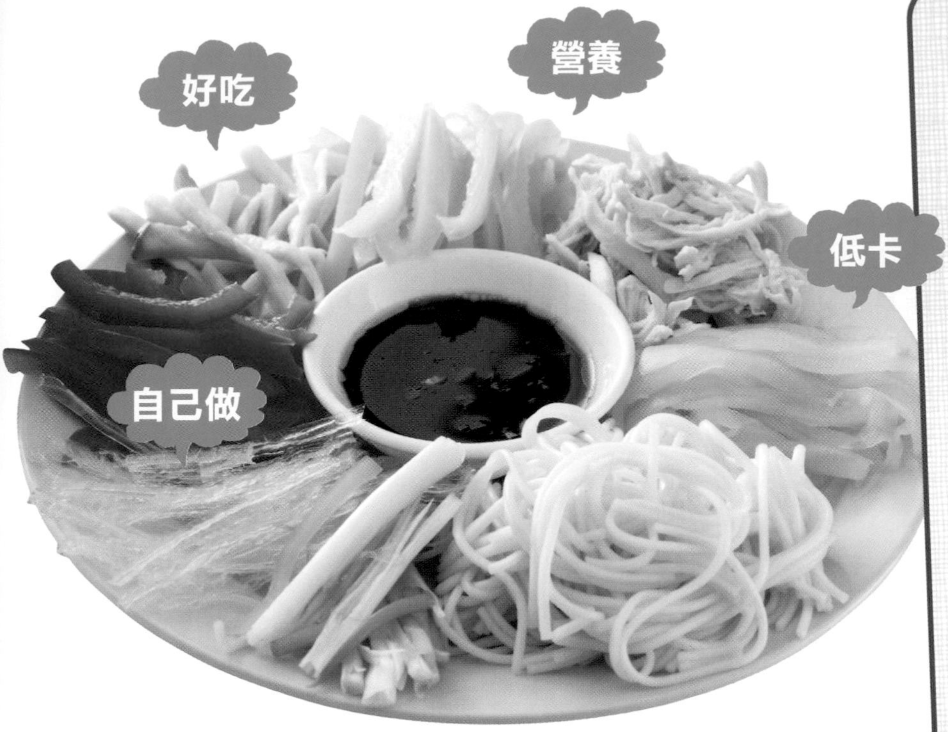

以前減肥總是吃得清淡、索然無味，沒多久就另外亂吃那當然瘦身會失敗。我所研發的「輕斷食料理」，都兼具「低卡、營養、好吃」即前文所說的3D特色，而且只要確認以下5個烹調秘訣，就能輕鬆自己動手做，天天吃健康！

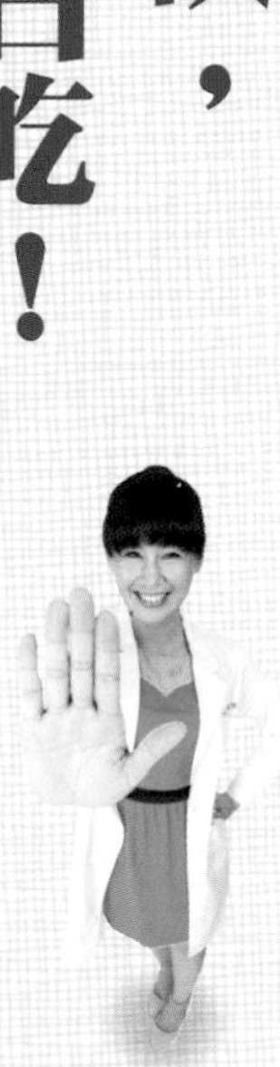

秘訣 1

油、醬料用湯匙確定份量才下鍋！

在減重班上烹飪課時，很多學員都習慣直接倒油入鍋，往往會過量，而不知不覺吃進過多油脂。我建議不論是油或醬料都要先用一般吃飯的湯匙量好份量，才放入鍋中拌炒，**1人份就用1小匙或1湯匙**，以此類推，不要吃進過多熱量了！

秘訣 2

用辛香料取代調味料，增加香氣！

如果妳是重口味的人，可以在料理中盡量增添生辣椒、蔥蒜等新鮮的辛香料，能提升食材的鹹香味和鮮度，豐富菜餚的口味，又不會吃進熱量和鹽份。

秘訣 3

食材要先處理，才能開始烹煮！

在輕斷食日，食材分量要先處理好，該去皮的先去皮、必需切成適量大小的先切好，再依下圖手勢秤出食用量，就不用擔心會吃過多。

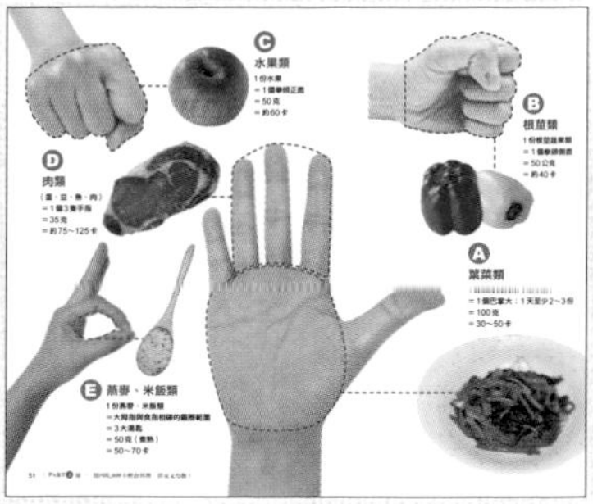

秘訣 4

食材要切大塊點，增加咀嚼次數！

吃輕斷食料理怕容易餓，可以挑選需要咀嚼很多次的食材，像根莖類、堅果類，食材也都可切大塊點，延長咀嚼時間，將用餐時間拉長；**只要超過20分鐘以上**，大腦就會釋放飽足訊息，就不用擔心饑餓感作祟。

秘訣 5

減少鹽份攝取，以免越吃越多！

鹽份攝取要非常小心，過量會水腫、下身肥胖之外，吃太鹹還會增加高血壓、心臟病、中風的危機，甚至動脈硬化、胃癌也有關係。**我建議改用薄鹽或和風醬油**，降低吃過鹹的風險。

Diet
TOPIC
7

居家必備，最推薦的激瘦食材5大類！

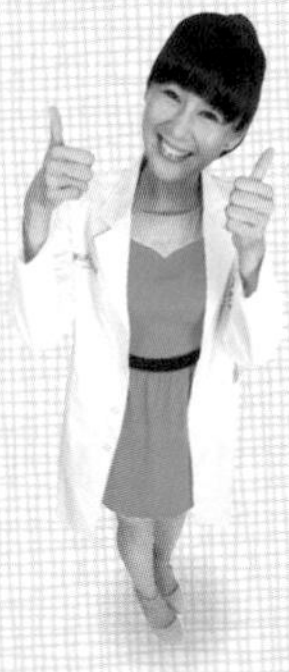

挑選「輕斷食」食材也是有撇步的，一走進市場琳瑯滿目的蔬果魚肉，很多人都不知道該如何下手，現在我歸納出5大類家裡必備的瘦身食物，就算平常日也可以把這些食物放進菜餚裡，讓減肥效果事半功倍。

❶ 選擇含「鉀」的食材 ⬇ 可幫助消除水腫！

高鉀food ❶

菠菜

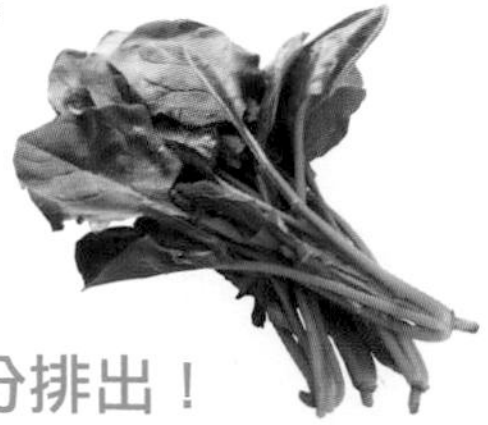

屬高鉀蔬菜
有助體內水分排出！

煮熟的菠菜每100克含達840毫克的鉀，有助代謝體內的鈉、消水腫。有高血壓但腎功能正常者也應多吃，有助降血壓，預防中風。

高鉀food ❷

冬瓜

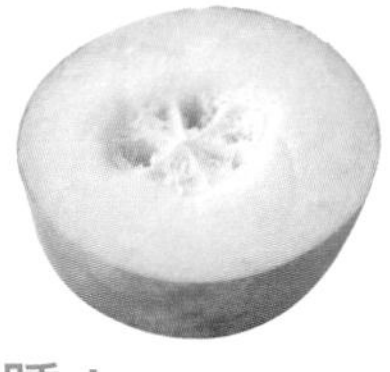

有清熱解毒效用
含鹼性物排水消腫！

每100克冬瓜含120毫克鉀離子。它也含鹼性營養物質「葫蘆八鹼」和化學物「丙醇二酸」，能加速身體新陳代謝排出水分。

高鉀food ❸

海帶梗

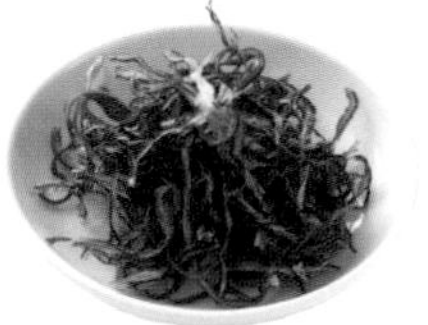

豐富的礦物質
相互搭配對抗水腫！

每100克海帶梗含11毫克的鉀，鎂含量也很豐富，兩種礦物質皆可啟動水分代謝，是對抗水腫絕佳食材。也可幫料理增添自然鮮味口感。

❷ 膳食纖維多的食材 ⬇ 改善便秘、增加飽足感！

挑選

奇亞籽（奇異籽）3 TIPS

❶挑選「具權威性、國際性的食安認證」：奇亞籽（奇異籽）為農產品，在食用安全上必須特別小心，因此要挑選具有權威性、國際性的食品安全認證來幫我們做把關，購買時要選擇認證是否夠好、夠多，品質才有保證。

❷挑選「知名品牌」：在品牌挑選上，選擇規模較大的知名品牌，像是規模涵蓋數國的跨國企業，這些大廠在種植生產的把關上都會較為嚴謹，來源及品質上也比起雜牌更能夠保證，食用也較為安心。

❸挑選「南美原生產地栽種」：奇亞籽（奇異籽）的原產地為中南美洲，原生植物在地栽種，在緯度、氣候及土壤，都是最適合這種鼠尾草種籽發育的環境。

高纖food ❶

洋菜

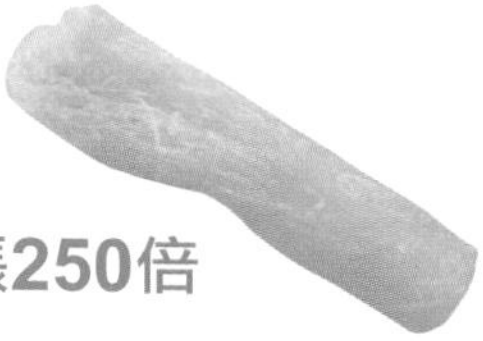

吸水後會膨脹250倍
飽足感大增！

每100克洋菜含80.9克膳食纖維，其水溶性纖維質能包覆油脂和澱粉，幫助體內排廢。它也能抑制飯後血糖值上升，預防糖尿病。

高纖food ❷

奇亞籽（奇異籽）

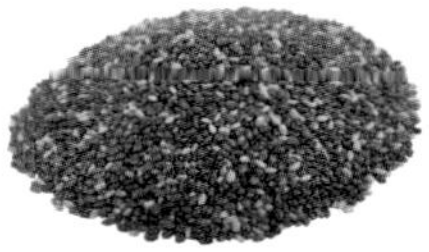

只要15克＝1天所需的
1/4膳食纖維！

每100克奇亞籽(奇異籽)含37.5克膳食纖維。泡水後膨脹並產生黏膠狀的部份為水溶性纖維，增加飽足感，促進腸道蠕動並排便順暢。

高纖food ❸

紫菜

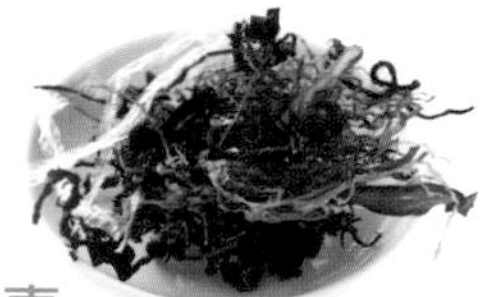

富含多種營養素
又能豐富料理口感！

每100克乾紫菜含21.6公克的膳食纖維，其中水溶性膳食纖維，對改善腸道環境特別有幫助，具潤腸效果。也適用於各種料理中。

③ 有刺激感的食材

↓ 有效加速血液循環！

提味口感food ❶

青蔥

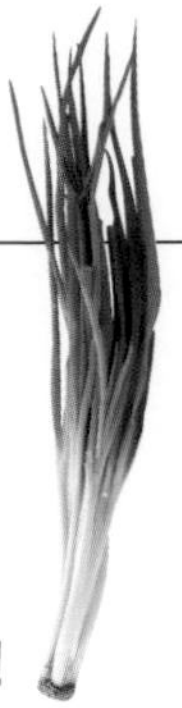

加強血液循環
提高蛋白質吸收！

青蔥含「前列素A」，能促進血液循環，幫助排汗及利尿。烹調高蛋白質食物時，可加蔥，以提高蛋白質吸收。

提味口感food ❷

大蒜

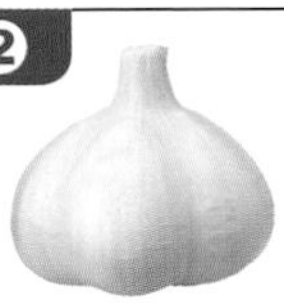

調節體內脂肪代謝
有效抗三高！

大蒜「蒜素」可促進血循，降血壓、血脂及膽固醇；且能刺激腦垂腺，調節對脂肪與碳水化合物的消化吸收。

提味口感food ❸

洋蔥

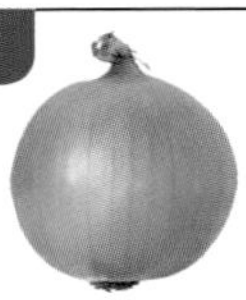

有助分解高脂肪食物
代謝排出！

洋蔥含揮發成分「有機硫化物」能阻止血小板凝結。因此，吃高脂食物時最好搭些洋蔥，有助於分解脂肪。

④ 富含蛋白質的食材

↓ 提高代謝，幫助燃脂！

優質蛋白質food ❶

豆漿

早上1杯豆漿立馬
啟動整天代謝力！

豆漿的蛋白質胺基酸接近人體蛋白質，且不含膽固醇。每天早上喝豆漿，可啟動整天的代謝力！

優質蛋白質food ❷

毛豆

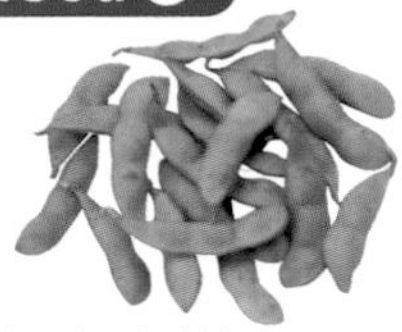

菜中之肉
可以加強脂肪代謝！

毛豆是植物含完全蛋白質的食物之一。含人體必需亞油酸、亞麻酸，有助代謝脂肪，降三酸甘油脂、膽固醇。

優質蛋白質food ❸

雞蛋

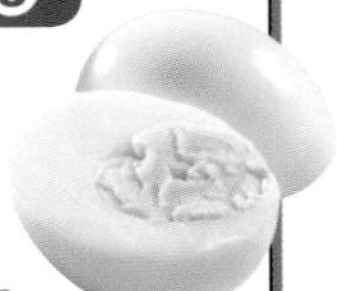

蛋白質含量第一
多補充幫助燃脂！

雞蛋蛋白質是食物中營養價值冠軍，能提供人體必需胺基酸，合成肌肉原料，是瘦身的最佳食材之一。

❺ 需久咀嚼的食材 ⬇ 讓大腦發出飽足感的信號！

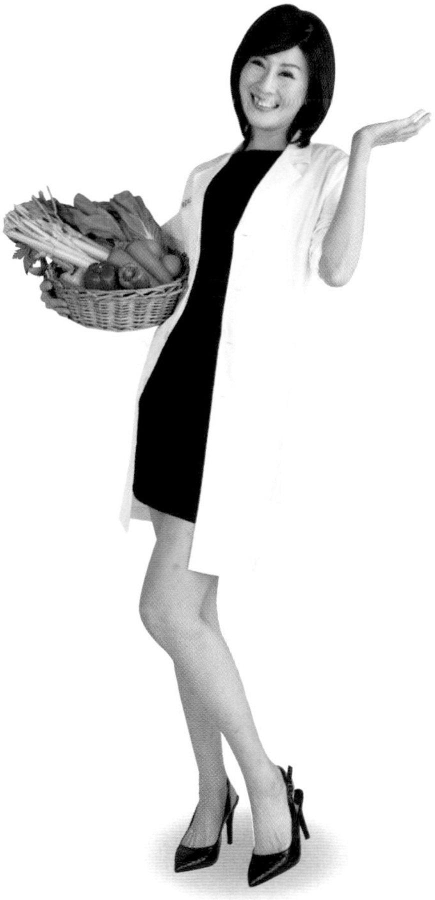

久咀嚼food ❶

堅果

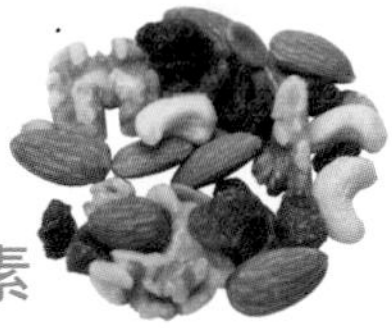

含有催化脂肪元素
有效抑制食慾！

吃堅果需不斷咀嚼，減肥肚子餓時吃一點，反而比忍著餓的人瘦更多，因為堅果含有幫助催化脂肪的其它微量元素，有效抑制食慾。

久咀嚼food ❷

芭樂

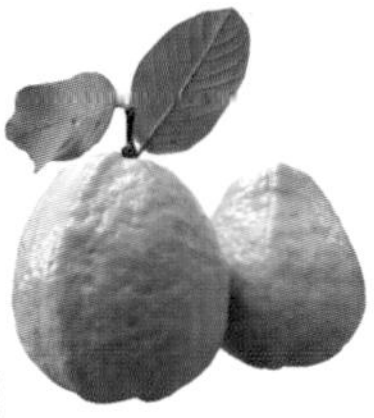

飯前吃1顆
可降低脂肪吸收！

芭樂熱量低，富含膳食纖維，且需咀嚼較久，能產生飽足感，建議飯前吃1顆，可促進新陳代謝，減少脂肪囤積，幫助減肥。

久咀嚼food ❸

蒟蒻

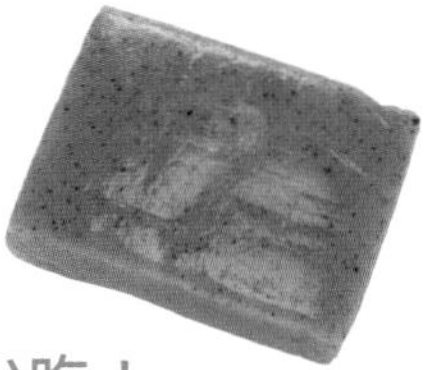

需耐心咀嚼
易生飽足感助少吃！

蒟蒻口感Q彈，需耐心咀嚼，又它收水後可膨脹50 倍到100倍，容易產生吃飽滿足感，因此可以幫助減少攝入過量的食物及熱量。

早 酪梨和風沙拉

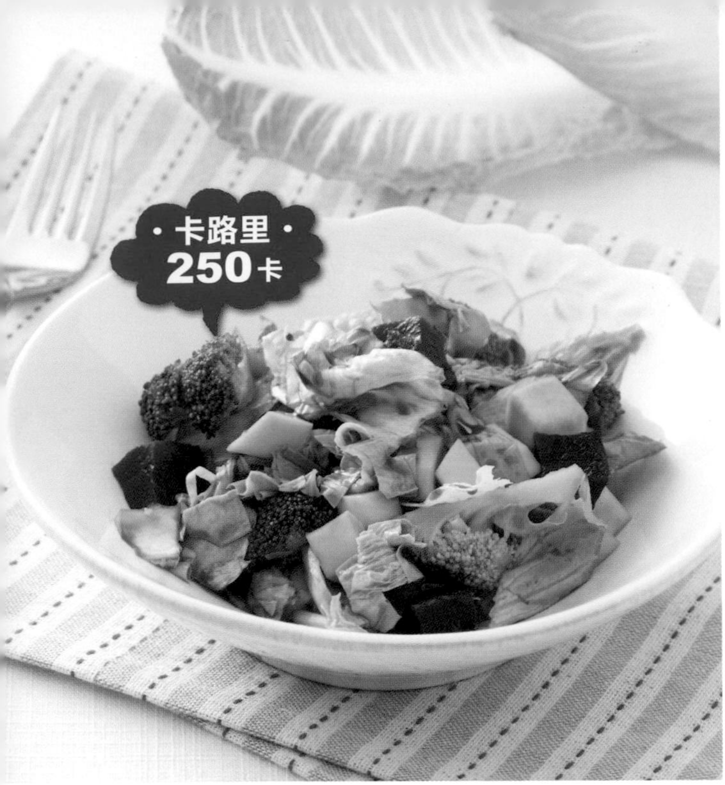

「酪梨和風沙拉」富含綠色、紅色蔬菜，搭配優質蛋白質的豆皮和含有單元不飽和脂肪酸的酪梨，食材豐富，可同時吃進多元營養素。

材料

- 蘿蔓心、豆芽菜各1飯碗
- 甜菜根、綠花椰、酪梨各1/2飯碗
- 美濃豆皮1片
- 薄鹽醬油1/2湯匙

作法

1. 將豆芽菜、綠花椰、甜菜根洗淨，放入沸水中汆燙至熟，放涼備用。
2. 把美濃豆皮泡冷水，軟化後切丁備用。
3. 將蘿蔓心洗淨，切成適口大小備用。
4. 酪梨洗淨去皮，切成適口大小放入大碗中，再依序放入上述食材。
5. 倒入醬油於碗中，拌勻後即可食用。

激瘦の食材 酪梨 代謝腰腹部脂肪。

曾有研究發現，經常以酪梨取代烹調用油的人，腰部的尺寸較小、BMI值也較低，這是因為酪梨含有單元不飽和脂肪酸，運動前食用，可幫助脂肪燃燒。

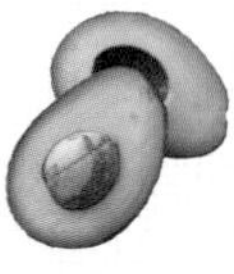

晚

鮮蔬拌麵

市售乾麵大多又油又鹹，1碗都高達400卡以上。自製「鮮蔬拌麵」利用富含香味的蔬菜來提味，不僅熱量低，同時吃到多種膳食纖維，營養又滿足。

材料

- 蕎麥麵1/4飯碗
- 豆芽菜1飯碗
- 秀珍菇5朵
- 洋蔥末1/2飯碗
- 牛番茄1顆
- 芹菜末少許
- 雞胸肉35克
- 香油少許

作法

1. 起一鍋滾水，將蕎麥麵燙熟撈起後，沖冷開水，放涼備用。
2. 雞胸肉切丁，洋蔥、芹菜、大蕃茄切丁，豆芽菜洗淨。
3. 將炒鍋加半碗水燒開，加少許鹽，放入牛番茄、洋蔥煮至軟爛。
4. 接著，加入雞胸肉拌炒至熟。
5. 依序放入秀珍菇、豆芽菜、芹菜炒熟，加香油調味。
6. 稍微拌炒後，起鍋淋在煮好的麵上即可。

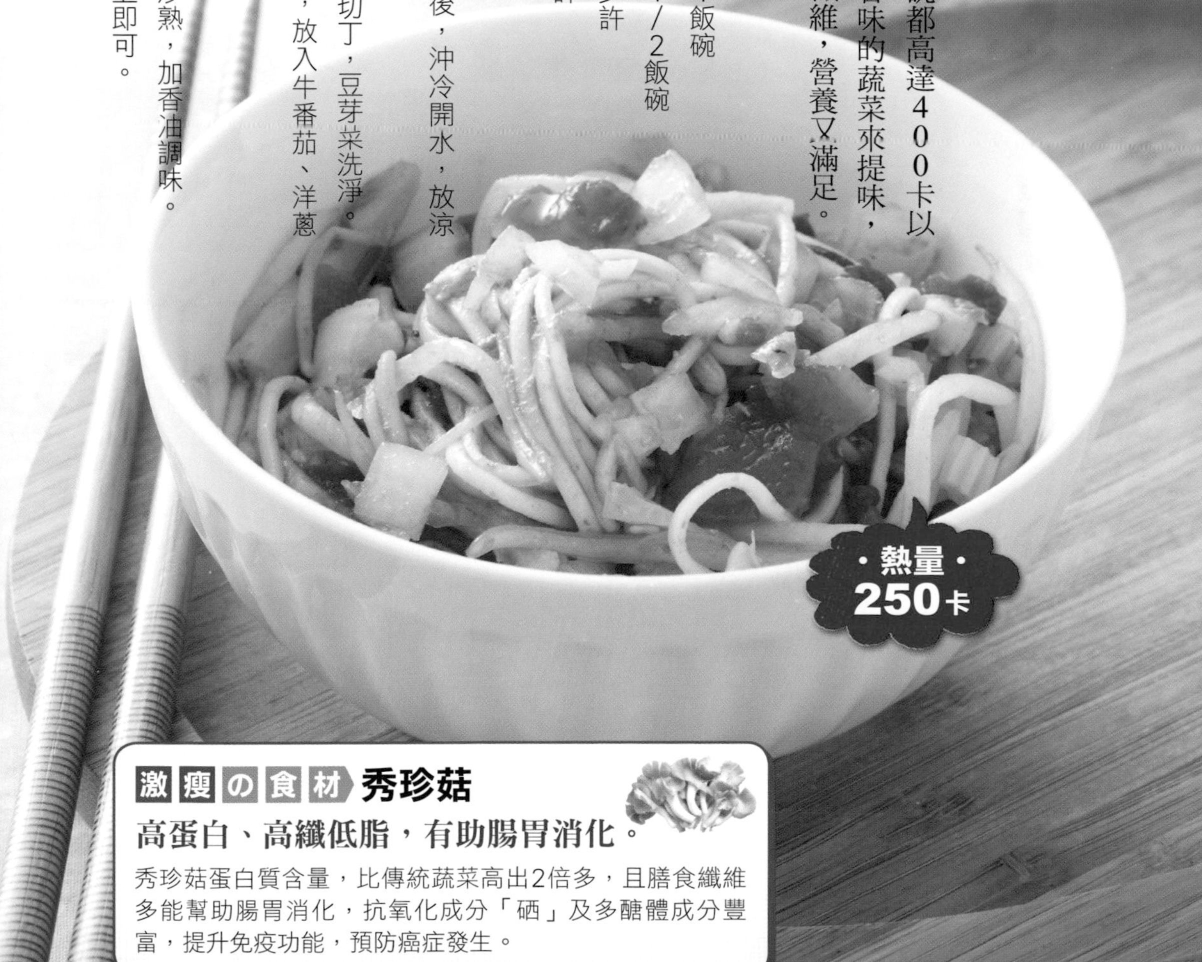

・熱量・
250卡

激瘦の食材 秀珍菇

高蛋白、高纖低脂，有助腸胃消化。

秀珍菇蛋白質含量，比傳統蔬菜高出2倍多，且膳食纖維多能幫助腸胃消化，抗氧化成分「硒」及多醣體成分豐富，提升免疫功能，預防癌症發生。

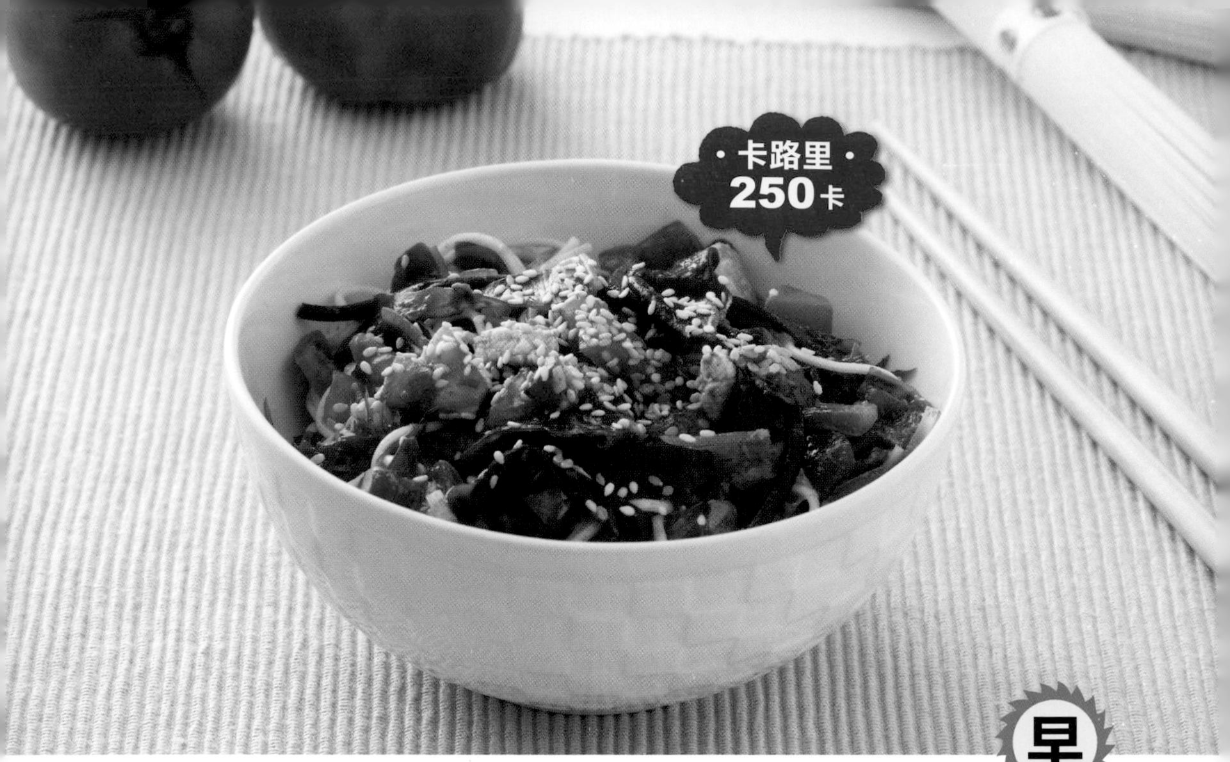

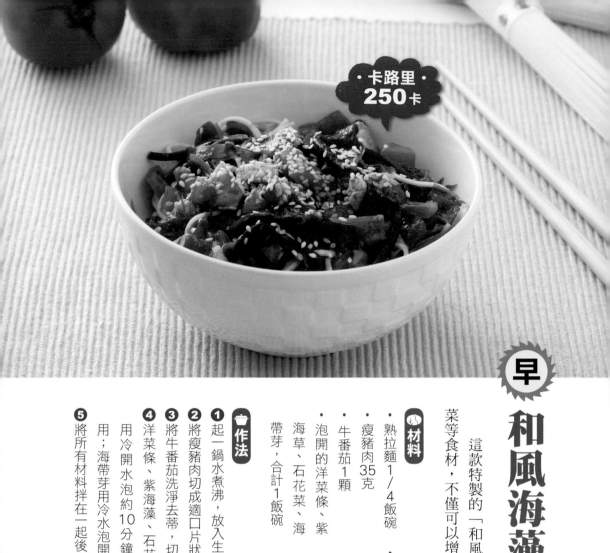

早

和風海藻涼麵

這款特製的「和風海藻涼麵」減少麵量，增加海藻、蔬菜等食材，不僅可以增加飽足感，又能補充膳食纖維。

材料

- 熟拉麵1/4飯碗
- 瘦豬肉35克
- 牛番茄1顆
- 泡開的洋菜條、紫海草、石花菜、海帶芽，合計1飯碗
- 醬料：蒜末5克、薑末5克、芝麻醬1小匙，柴魚片5片，和風醬油1/2湯匙，檸檬汁1小匙，白芝麻少許（磨碎）

作法

1. 起一鍋水煮沸，放入生拉麵煮熟後，撈起。
2. 將瘦豬肉切成適口片狀，汆燙煮熟。
3. 將牛番茄洗淨去蒂，切成丁狀備用。
4. 洋菜條、紫海藻、石花菜切成適口長度，用冷開水泡約10分鐘，再用熱水沖過備用；海帶芽用冷水泡開。
5. 將所有材料拌在一起後，淋上的醬料即可。

激瘦の食材 牛番茄

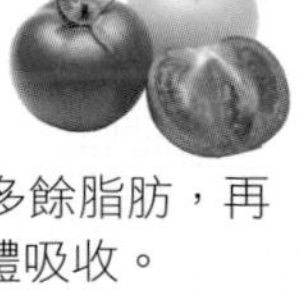

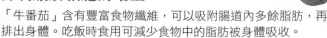

抑制脂肪細胞的增生。

「牛番茄」含有豐富食物纖維，可以吸附腸道內多餘脂肪，再排出身體。吃飯時食用可減少食物中的脂肪被身體吸收。

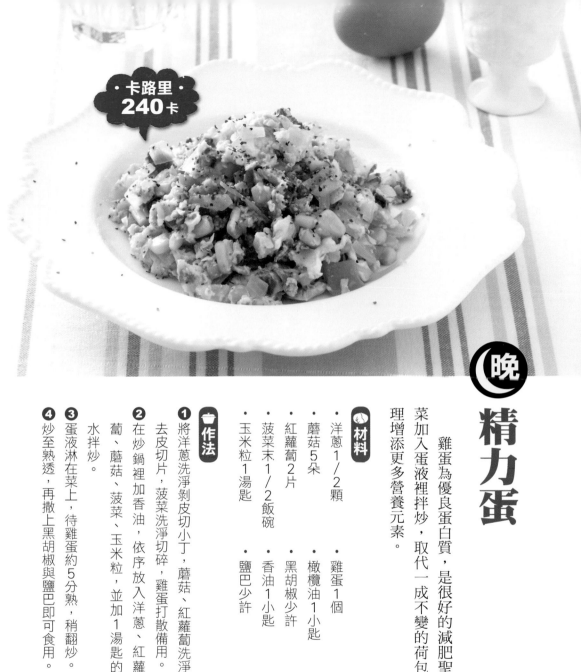

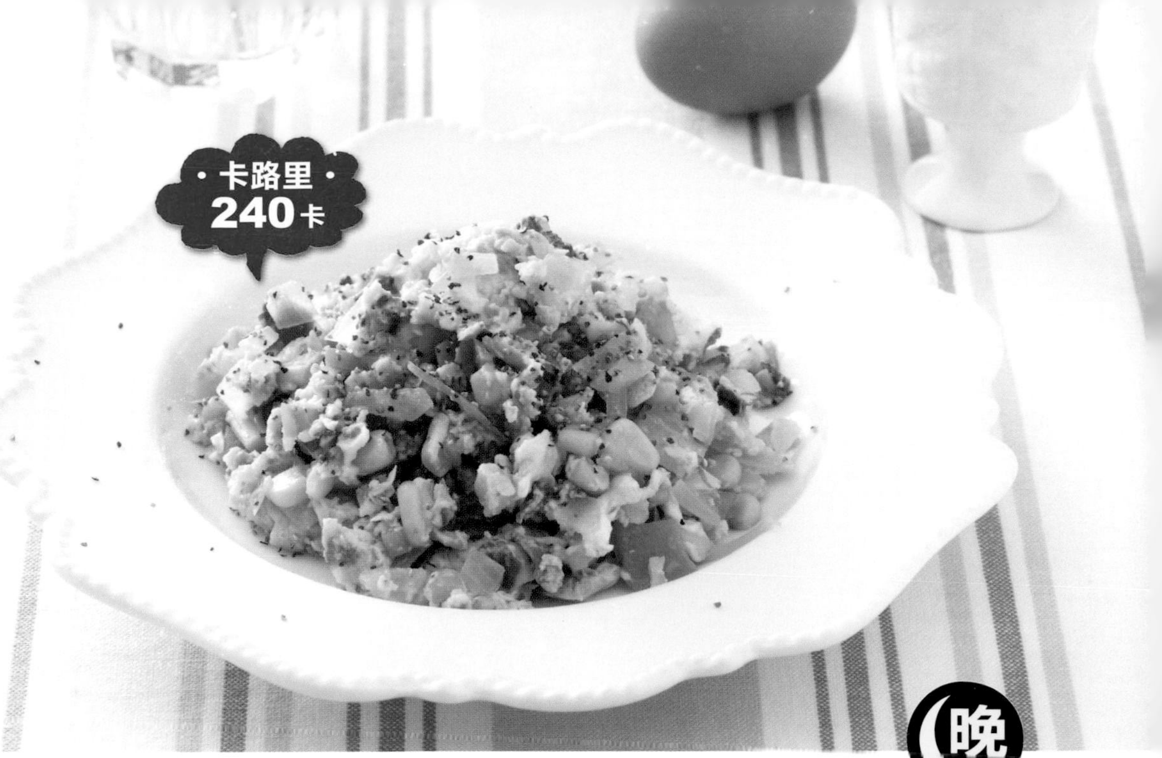

晚 精力蛋

雞蛋為優良蛋白質，是很好的減肥聖品，利用手邊的蔬菜加入蛋液裡拌炒，取代一成不變的荷包蛋或水煮蛋，讓料理增添更多營養元素。

材料

- 洋蔥1/2顆
- 蘑菇5朵
- 紅蘿蔔2片
- 菠菜末1/2飯碗
- 玉米粒1湯匙
- 雞蛋1個
- 橄欖油1小匙
- 黑胡椒少許
- 香油1小匙
- 鹽巴少許

作法

1. 將洋蔥洗淨剝皮切小丁，蘑菇、紅蘿蔔洗淨去皮切片，菠菜洗淨切碎，雞蛋打散備用。
2. 在炒鍋裡加香油，依序放入洋蔥、紅蘿蔔、蘑菇、菠菜、玉米粒，並加1湯匙的水拌炒。
3. 蛋液淋在菜上，待雞蛋約5分熟，稍翻炒。
4. 炒至熟透，再撒上黑胡椒與鹽巴即可食用。

激瘦の食材 雞蛋

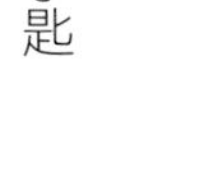

提高肌肉比率增強代謝。

「雞蛋」的蛋白質對維持肌肉質量很重要，肌肉比率提高，即能增強新陳代謝，幫助燃燒熱量。

早 海帶芽炒蛋+全麥土司

早餐是人體最重要的一餐，如果胡亂吃或不吃，容易引發慢性病。早餐我建議可以吃海帶芽、雞蛋和吐司，讓膳食纖維、蛋白質及碳水化合物一應俱全，補足營養就不容易餓餓貪吃囉！

材料

- 雞蛋1顆
- 泡開的海帶芽1飯碗
- 鹽巴少許
- 蒜末少許
- 葡萄籽油1小匙
- 切邊全麥土司1片

作法

1. 雞蛋打散加少許鹽巴備用。
2. 起油鍋，將海帶芽與蒜末入鍋炒香後，直接倒入打散的雞蛋中，不需攪拌，直接倒回鍋中拌炒至熟盛盤。
3. 將全麥吐司去邊，在乾鍋上烘烤一下，增加香氣，拌著海帶芽炒蛋一起食用。

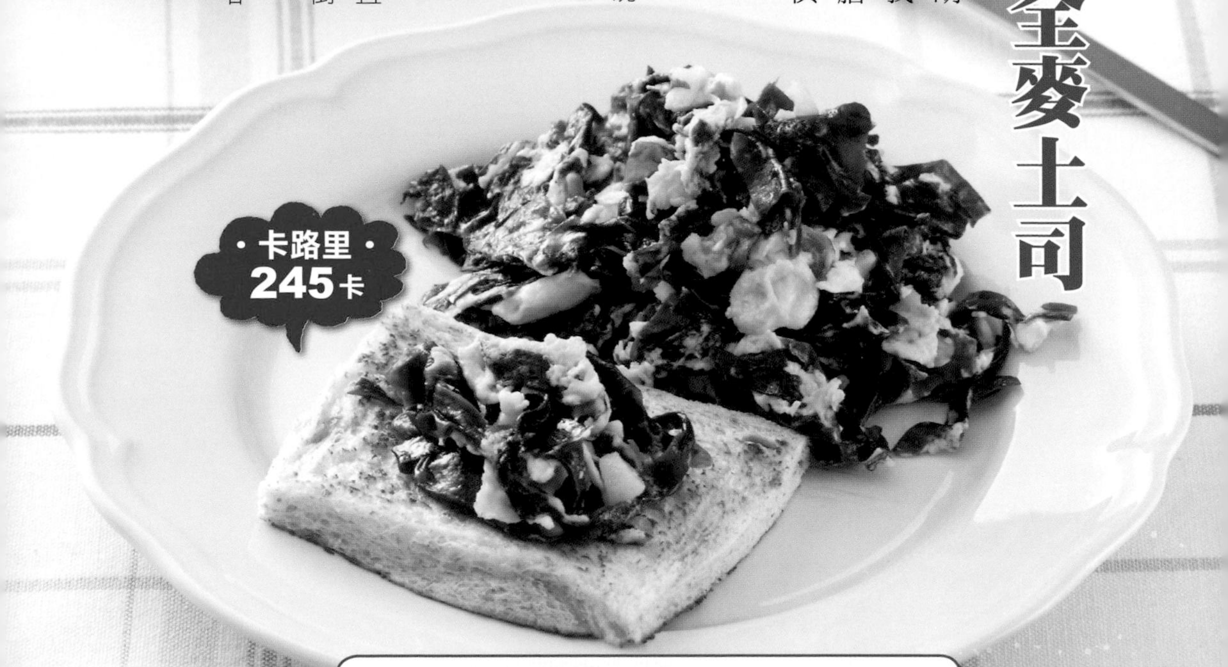

・卡路里・
245卡

激瘦の食材 海帶芽

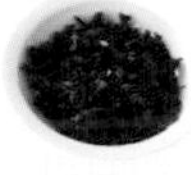

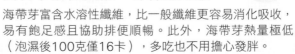

富含水溶性纖維，易有飽足感。

海帶芽富含水溶性纖維，比一般纖維更容易消化吸收，易有飽足感且協助排便順暢。此外，海帶芽熱量極低（泡濕後100克僅16卡），多吃也不用擔心發胖。

晚

木須炒餅

「木須炒餅」是常見的一道料理，但通常都炒得又油又鹹，且炒餅和蔬菜的比例失衡。我們將蔬菜量增加，餅量減半，不僅能吃飽，又可以均衡營養、兼顧減重。

材料

- 黑木耳、高麗菜共1飯碗
- 烤鴨厚餅皮1片或蛋餅皮1／2片
- 美濃豆皮30克
- 泡開海帶芽1小把
- 里肌肉35克
- 薄鹽醬油、蔥花少許
- 雞蛋1個
- 葡萄籽油1小匙

作法

1. 將黑木耳、高麗菜洗淨，切絲；美濃豆皮泡軟切丁，海帶芽泡冷開水至軟備用。
2. 將里肌肉切成條狀，打蛋備用。接著，將烤鴨餅皮切成條狀。
3. 將炒鍋加1小匙葡萄籽油熱鍋後，依序加入上述食材拌炒。
4. 加入醬油炒熟，起鍋前灑上蔥花即可。

激瘦の食材 豆皮

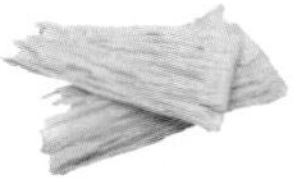

豆類製品「蛋白質含量之冠」

豆製品一直是減肥餐很受歡迎的材料，其中，我最推薦不經油炸，天然曬乾的美濃豆皮，它是「豆腐界」蛋白質含量之冠，每100公克的豆皮，蛋白質含量高達25.3克。

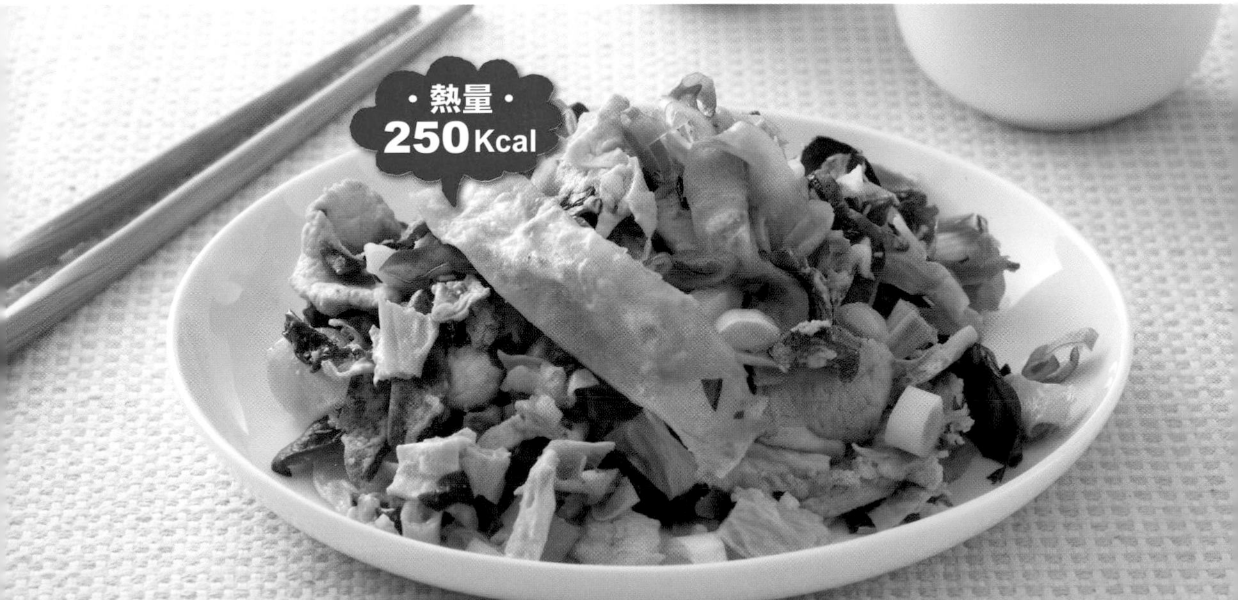

早

黑木耳蛋餅

市售蛋餅油量用很多，且沒有顧及膳食纖維和份量，往往早餐就爆卡。在輕斷食日，我建議自煎蛋餅，並加大量的黑木耳作為蔬菜來源，再另外搭配1顆牛番茄，營養多元，口味又豐富。

材料

- 蛋餅皮1/2片
- 鹽少許
- 黑木耳2大朵
- 葡萄籽油1小匙
- 雞蛋1個
- 牛番茄1顆
- 蔥花少許

作法

1. 黑木耳洗淨切碎，雞蛋打散加入蔥花。
2. 黑木耳入鍋加一點水稍微拌炒1分鐘，將黑木耳倒回蛋液中，不需攪拌。
3. 再倒回鍋中，隨即蓋上蛋餅皮，煎至熟透。
4. 最後搭配牛番茄一起食用。

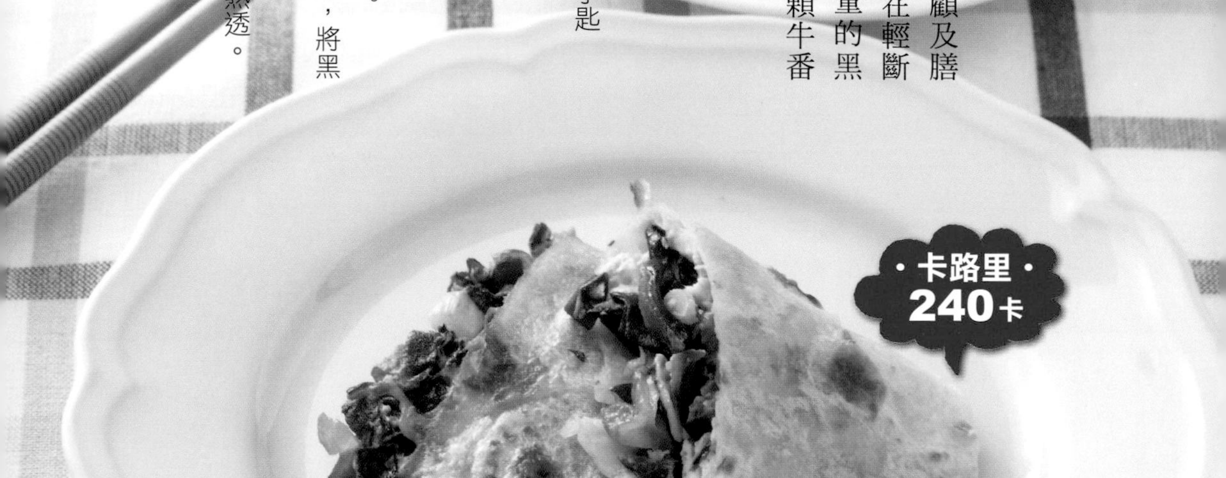

・卡路里・
240卡

激瘦の食材 黑木耳 有效分解脂肪，清除腸胃毒素。

黑木耳中含有豐富的「半纖維素」及「果膠」，有效加強脂肪的代謝，並且能夠清除腸胃中堆積的毒素。此外也具有降低膽固醇的效果，因此也有助於預防心血管疾病。

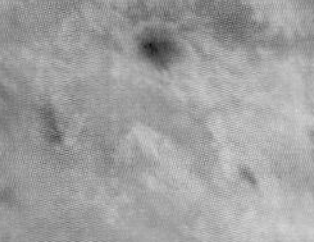

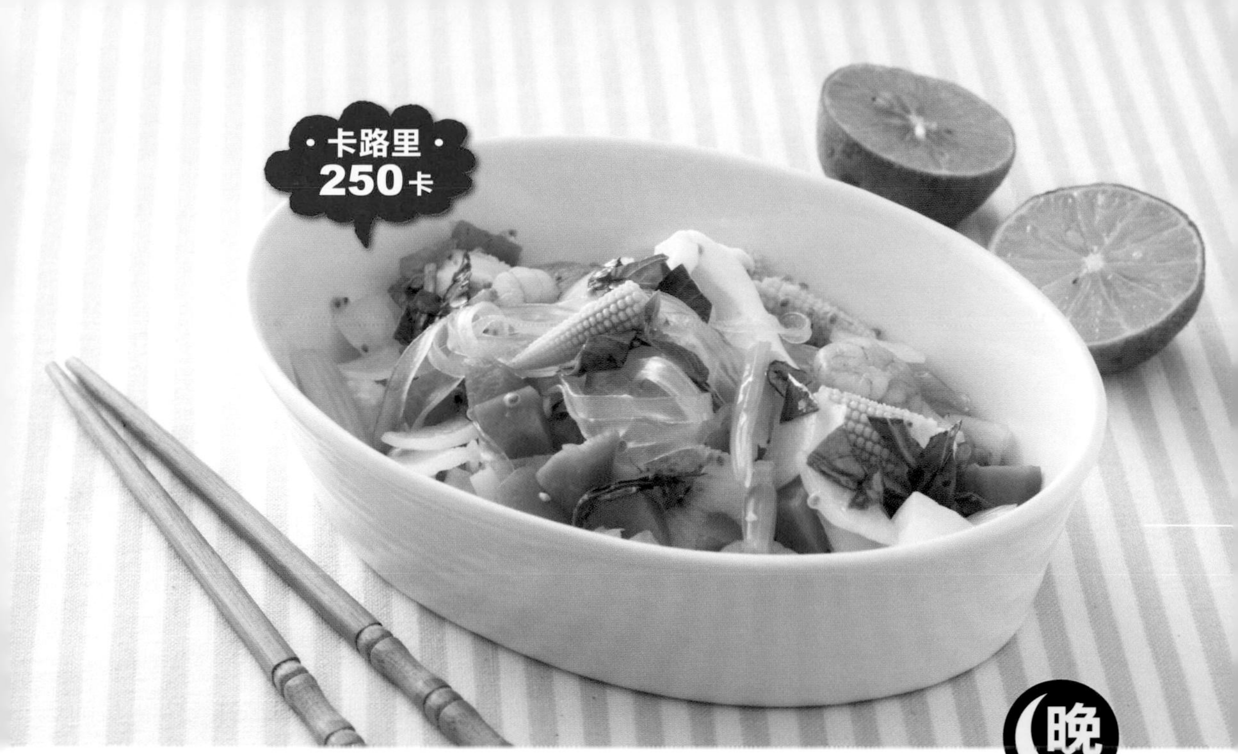

晚

泰式海鮮寬粉

斷食日也能在家自製異國料理，「泰式海鮮寬粉」有足夠的蔬菜量、蛋白質及碳水化合物，又是女孩都愛的酸甜口感，喜歡吃辣的人不妨加點生辣椒增加滋味。

材料

- 洋蔥、紅蘿蔔、芹菜、玉米筍共1飯碗
- 魚片、蝦仁、花枝共35克
- 奇亞籽（奇異籽）1大匙 ・寬粉條1／2個
- 醬汁：魚露1匙、九層塔少許
- 檸檬汁1匙、香油1茶匙

作法

1. 將奇亞籽（奇異籽）、寬粉條泡冷開水，備用。
2. 將洋蔥、紅蘿蔔、芹菜、玉米筍洗淨，切成適口大小。
3. 起一鍋滾水，將蔬菜、海鮮類及寬粉條燙熟。
4. 將九層塔切碎，與魚露、檸檬汁、香油放入碗裡拌勻。
5. 醬汁與奇亞籽（奇異籽）淋上食材，拌勻即可。

激瘦の食材 玉米筍

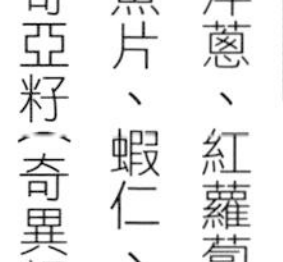

低卡高纖，有助排水腫。

玉米筍是玉米的小時候，玉米屬於澱粉類，但玉米筍卻是很好的減肥蔬菜，它具有利尿效果，能代謝多餘水分。

早

香菇雞柳粥

鹹粥是很多人都喜歡的老味道早餐，只要將白飯換成五穀飯或糙米飯，再加入香菇類或蔬菜就能變身輕斷食的料理之一，更能從中獲得較多營養，吃得更健康。

材料

- 雞胸肉35克
- 杏鮑菇2朵
- 香菇2朵
- 五穀飯1／4飯碗
- 鹽少許
- 香油1茶匙

作法

1. 前一晚可將五穀飯煮熟，備用。
2. 雞胸肉、杏鮑菇洗淨切丁，香菇洗淨切片備用。
3. 五穀飯加1碗水入鍋煮。
4. 水滾後加入雞胸肉、杏鮑菇、香菇熬煮成粥後，加鹽與香油調味後即可。

激瘦の食材 香菇

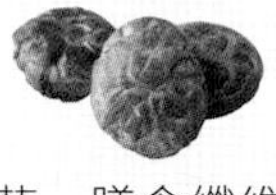

膳食纖維、營養素含量豐富。

香菇熱量低、營養豐富，尤其100克的乾香菇，膳食纖維更高達3.9克，此外，它富含維生素B群，可有效幫助加速脂肪代謝。只要注意烹調的方法，不要油炸、焗烤等，都不會熱量攝取過多的問題。

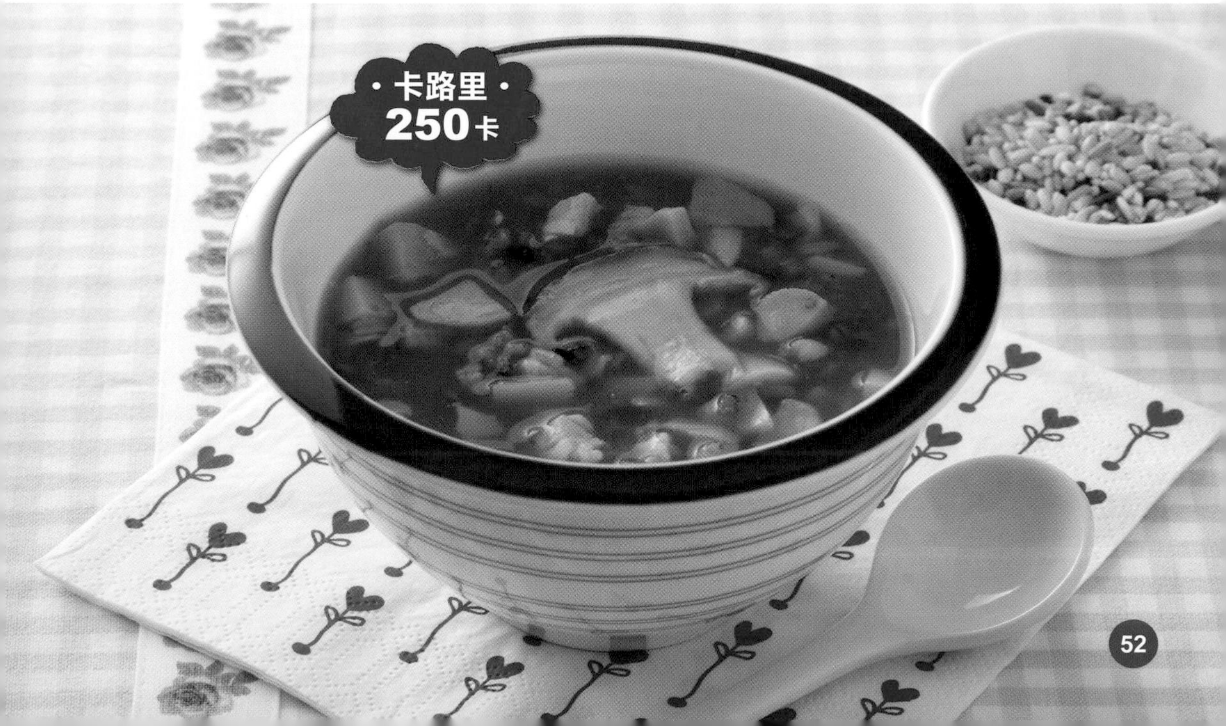

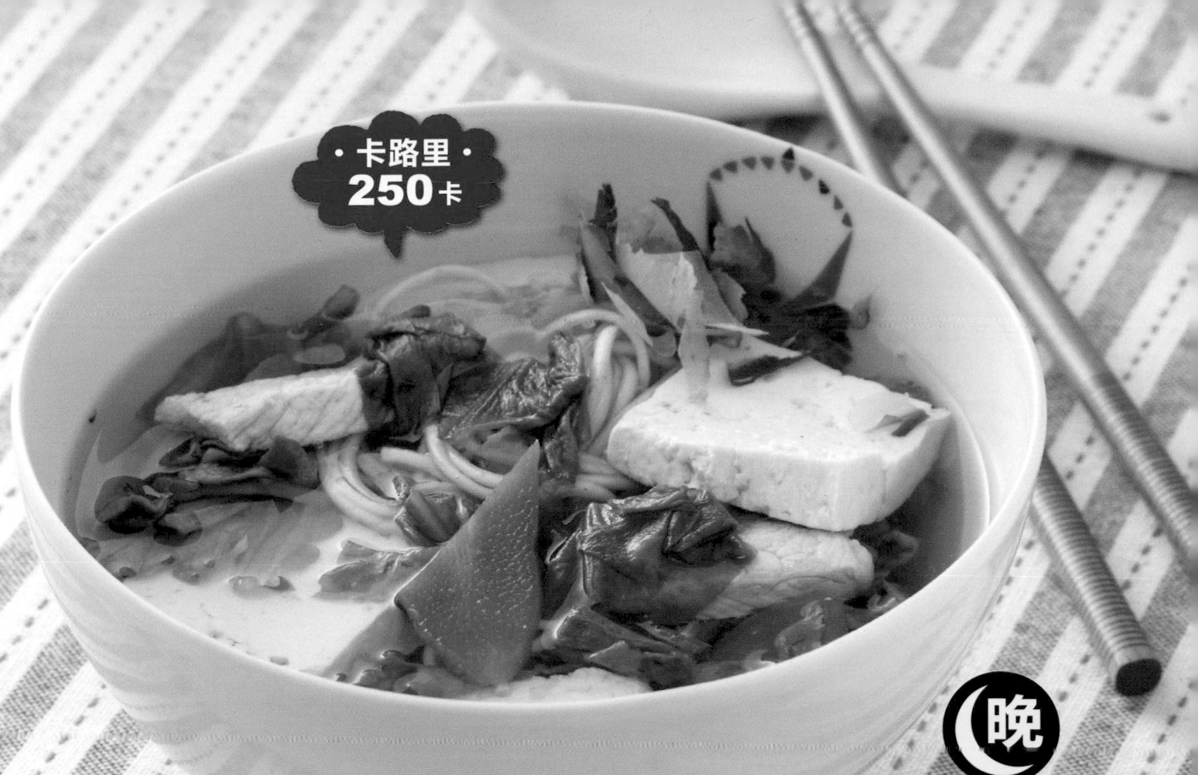

晚

豆腐肉片蔬菜麵

以柴魚片當湯底，將一般精緻的白麵條換成高膳食纖維的蕎麥麵，再搭配清爽的豆腐、肉片和蔬菜，一碗吃下來不僅有飽足感，還能提供豐富的膳食纖維，幫助消化。

材料

- 蕎麥麵1／4飯碗
- 豆腐1／2塊
- 茼蒿菜1小把
- 柴魚片少許
- 瘦肉片20克
- 蔥花少許
- 鹽巴少許

作法

1. 起一鍋滾水，將蕎麥麵放入鍋中煮熟，撈起備用。
2. 用約2飯碗的水量和柴魚片，一起煮沸當湯底，水滾後依序加入豆腐、茼蒿菜、瘦肉片。
3. 肉片熟透後加少許鹽巴調味。
4. 將湯和料，倒入放置麵條的大碗，再撒上蔥花即可。

激瘦の食材 茼蒿菜

潤腸通便，助消水腫。

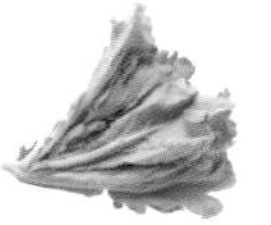

茼蒿富含維生素及膳食纖維，經常食用可以潤腸通便，利尿消腫。同時，它有促進消化吸收的功效，有助消除油膩，讓身體更快排出毒素。

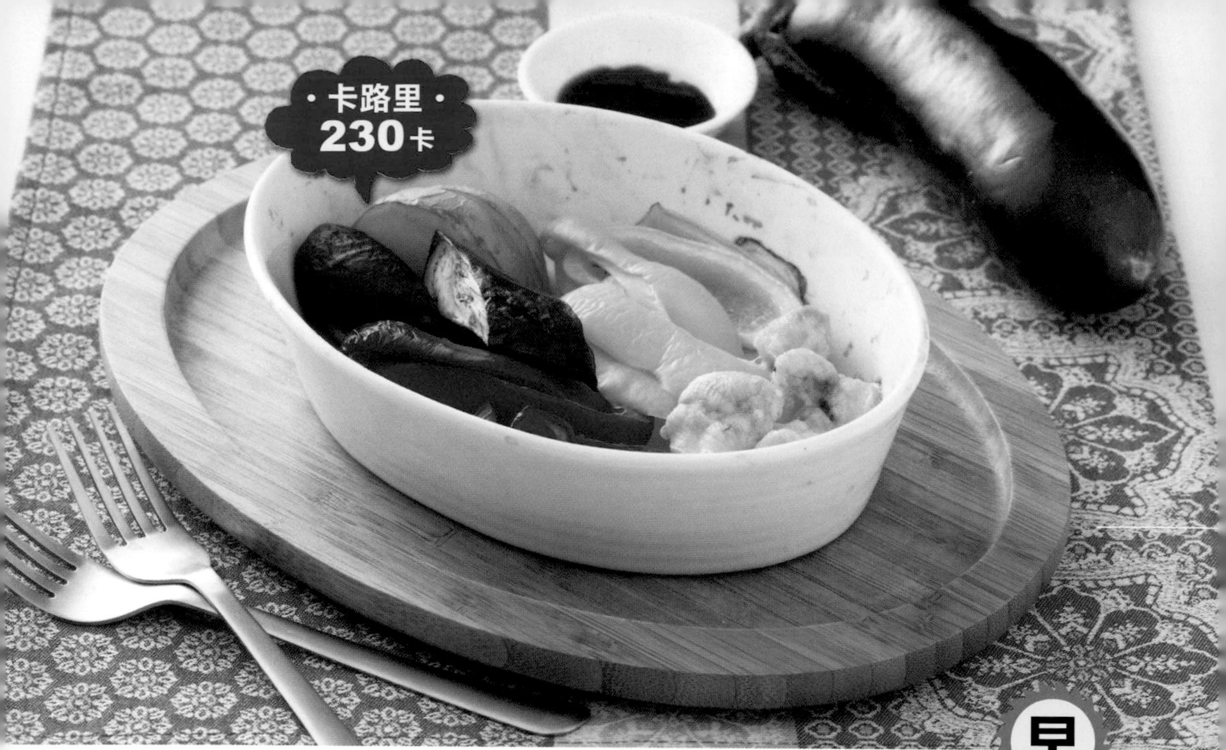

早

尼加拉瓜拼盤

這道料理是我出國時最常做的低卡烹調方法之一，利用根莖類蔬菜，搭配雞腿肉和馬鈴薯，在烤箱烤熟即可，不僅熱量低、又簡單，很適合初級料理新手。

材料

- 茄子、紅椒、青椒各1／2個
- 馬鈴薯50克
- 去骨棒棒雞腿50克
- 葡萄籽油1小匙
- 義式香料少許
- 薄鹽醬油1／2湯匙

作法

1. 茄子、紅椒、青椒、黃椒、馬鈴薯洗淨對切成2等份。
2. 接著，棒棒雞腿去皮後畫2刀，將菜、肉全部刷上薄薄的葡萄籽油。
3. 將烤箱以180度預熱10分鐘，在將料理入烤箱以180度烤20分鐘。
4. 待全都熟透，出爐刷上和風醬油、撒上義式香料即可食用。

激瘦の食材 茄子

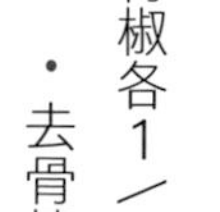

有助防治三高，還能降低膽固醇。

多數人以為茄子會吸油，因此，就將茄子列入飲食黑名單。其實，茄子只要換個烹調方式就變成減肥聖品。茄子含有多酚類，且富含「維生素P」可軟化血管與增強彈性，防治高血壓、壞血病、動脈硬化。

激瘦の食材 木瓜

含「蛋白分解酵素」使身體好吸收。

木瓜含有豐富的「蛋白分解酵素」，能幫助消化、吸收，還可以分解蛋白質、糖類及脂肪這3大營養素，讓身體更好吸收；此外，它有分解脂肪的作用，對清宿便排腸毒和消除腰腹部脂肪效果顯著。

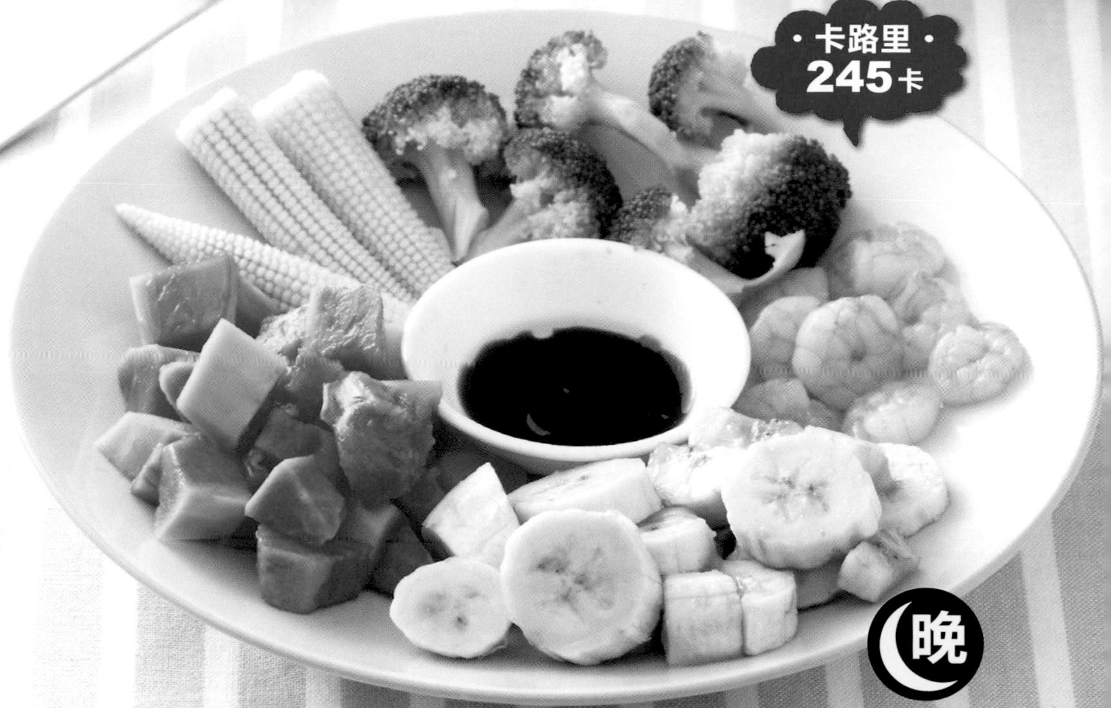

・卡路里・
245卡

晚

古巴交響曲

減肥總是吃生菜沙拉也顯得太可憐了，今天就把生菜換成綠花椰、玉米筍，搭配鮮甜的蝦仁和甜蜜的香蕉、木瓜，沾著紅酒醋一起享用，如此交織成一首充滿異國風情的樂章。

材料

- 綠花椰菜、玉米筍共1飯碗、薑2片
- 蝦仁1／3飯碗
- 木瓜半個拳頭
- 香蕉半根
- 紅酒醋少許
- 鹽巴少許
- 橄欖油1小匙

作法

1. 將綠花椰、玉米筍洗淨，放到沸水燙熟備用。
2. 接著，將蝦子去泥腸，於沸水內加2片薑去腥，燙熟備用。
3. 木瓜、香蕉切成適口大小。
4. 所有食物擺盤後，淋上醬料即可。

早 中美洲圓舞曲

這道涼拌菜，具有紅、黃、綠不同顏色的蔬果，搭配地瓜及魚片食用，提供人體所需的營養素，加上酸甜的醬汁，更能吃出蔬菜的清甜，是一道非常清爽的料理。

材料

- 鯛魚片3根手指大小
- 地瓜1／4碗
- 紅、黃甜椒各半顆
- 大黃瓜1／4條
- 小番茄3顆
- 香菜1小把
- 檸檬汁1大匙
- 鹽巴少許
- 橄欖油1小匙

作法

1. 地瓜洗淨後，帶皮切成半圓片狀，放入滾水中煮熟；鯛魚洗淨燙熟備用。
2. 大黃瓜洗淨去皮與紅、黃甜椒洗淨切絲，小番茄切半、香菜切碎。
3. 將食材擺盤後與檸檬汁、鹽巴、香菜、橄欖油拌勻即可。

激瘦の食材 地瓜

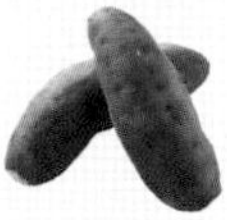

促進腸胃蠕動，預防便祕。

地瓜的營養成分相當豐富，含纖維素可吸附大量水分，在消化管內不易被消化，且可並促進胃腸蠕動，因而達到預防便秘，促進排泄效果。

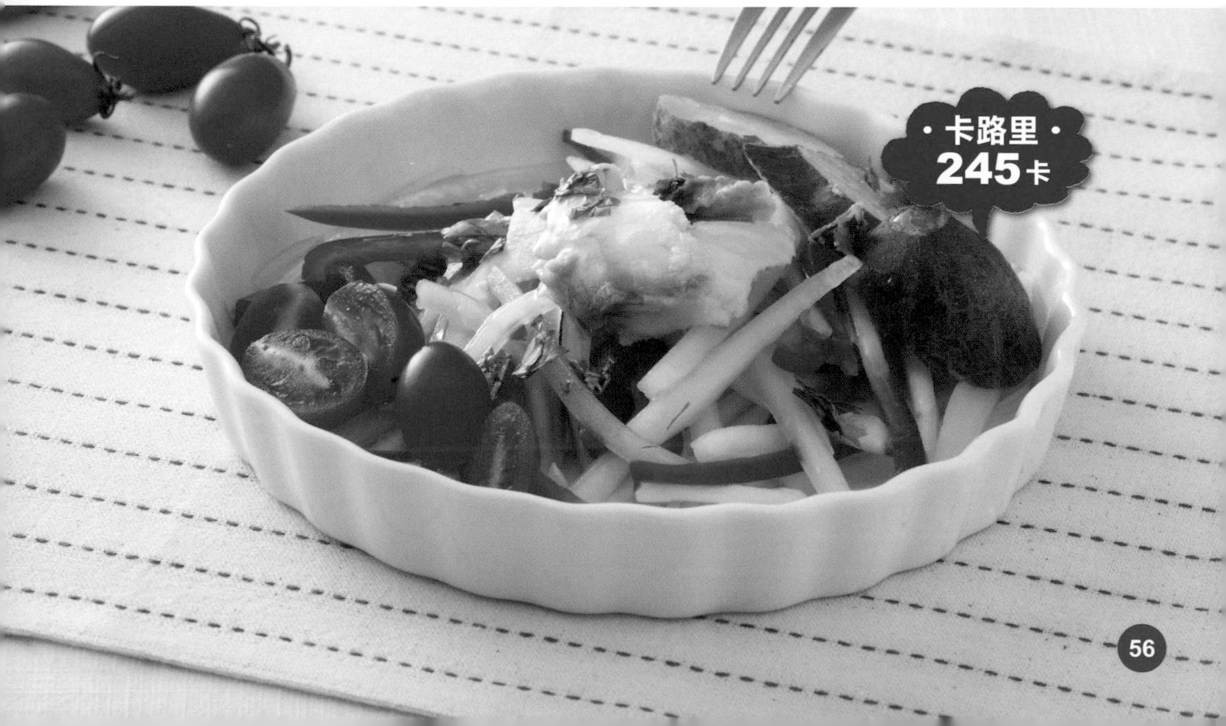

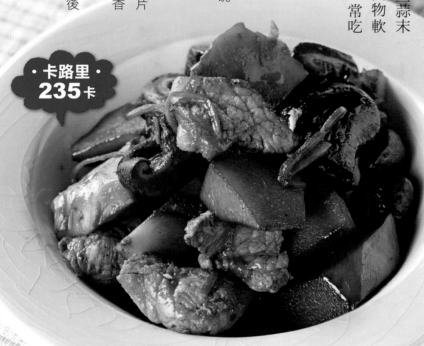

晚 三杯鮮筍

香菇是百搭料理，除了可以加些蒜末提味，再加點水快炒，也能加速食物軟化。其所含的成分都是人體需要的，常吃可預防身體衰弱、毛細血管破裂等。

材料

- 鮮香菇、竹筍共1飯碗
- 里肌肉片1片、葡萄籽油1小匙
- 青蔥1支、蒜頭1瓣、地瓜1／4飯碗
- 和風醬油1／2湯匙

作法

1. 青蔥切段、蒜頭拍碎，香菇、竹筍切片備用；再鍋中加入1小匙葡萄籽油炒香青蔥與蒜頭。
2. 再加入香菇、竹筍、里肌肉片，拌炒後加入和風醬油與1湯匙水。
3. 燜煮至湯汁收乾，即可起鍋。

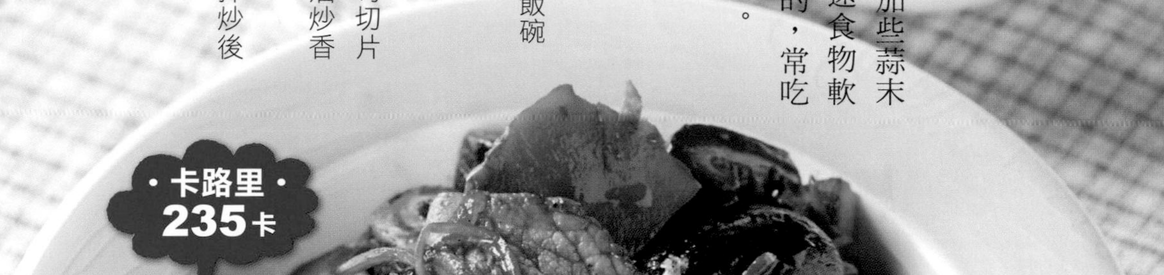

激瘦の食材 冬筍 含多種胺基酸和蛋白質。

筍子是一種高蛋白、低澱粉食品，可以促進腸道蠕動，既有助於消化，又能預防便秘和結腸癌的發生，對肥胖症、高血壓、糖尿病等患者有一定食療作用。

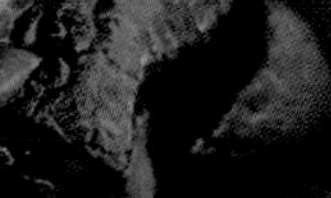

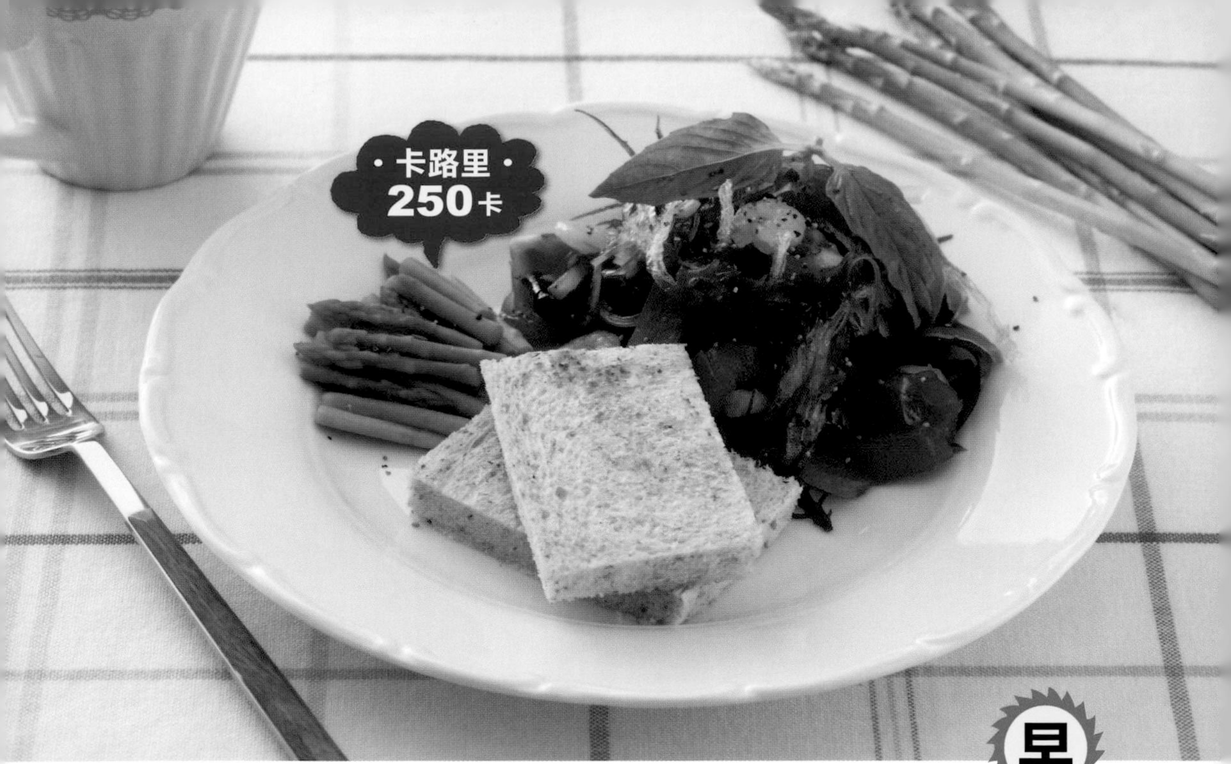

早

熱情騷莎

這道料理以酸甜醬料拌著海藻或夾著吐司一起食用。多吃可以展現出，如同「騷莎」舞者般輕盈的體態！

材料

- 蘆筍1小把
- 6種海藻泡開約1碗
- 牛番茄1個
- 蝦仁35克
- 檸檬汁1湯匙
- 洋蔥1／2顆
- 羅勒1小把
- 黑胡椒、鹽少許
- 橄欖油1小匙
- 全麥麵包1片

作法

1. 海藻冷水泡開後切成小段、蘆筍洗淨切成適口大小，備用。
2. 牛番茄洗淨切丁；洋蔥切丁泡冰水；蝦仁燙熟備用。
3. 將1片全麥麵包去邊，切成4等份，在不沾鍋上烤乾。
4. 將海鮮、蔬菜拌入檸檬汁、羅勒、黑胡椒、橄欖油，加鹽調味後，搭配麵包食用。

激瘦の食材 蘆筍

提高新陳代謝，有助減肥。

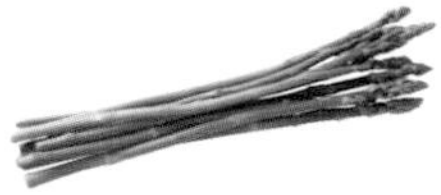

蘆筍有豐富的「天門冬胺酸」，這是一種胺基酸，能提高新陳代謝，有助於減肥。荀尖的部份含有「芸香素」，能強化毛細血管、預防出血，也可防止高血壓及動脈硬化。

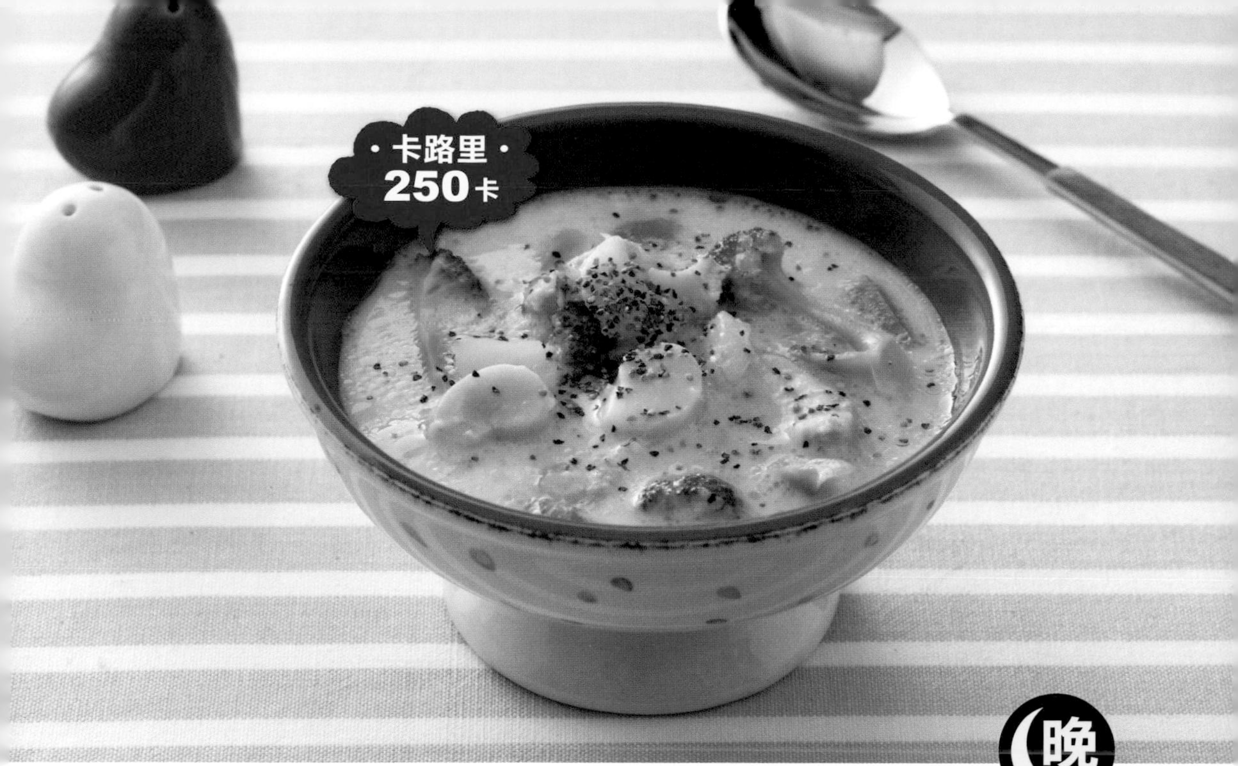

晚

洋蔥海鮮濃湯

減肥還能喝濃湯，感到不可思議吧！坊間都是以麵糊製作黏稠的口感，而我改用洋菜條，增加湯品的黏稠度，同時補充膳食纖維。讓妳同時可以享受濃湯的滋味，也不擔心變胖。

材料

- 鮭魚片、干貝、蝦仁共1／2飯碗
- 綠花椰、紅蘿蔔共1／2飯碗
- 洋蔥1／2個
- 低脂牛奶80ＣＣ
- 洋菜條5克
- 黑胡椒、鹽少許

作法

1. 綠花椰、紅蘿蔔削皮洗淨，切成適口大小，放入滾水中汆燙備用。
2. 洋菜條剪段，浸泡溫熱的低脂牛奶裡。
3. 洋蔥切丁，湯鍋中加少許水拌炒至香。
4. 加入魚片、蝦仁、干貝炒至半熟，再加入燙熟的綠花椰與紅蘿蔔拌炒。
5. 放入洋菜條與牛奶，轉小火煮至洋菜條完全溶解，加鹽巴與黑胡椒調味即可。

激瘦の食材 洋蔥

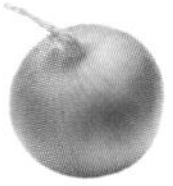

抑制吸收脂肪，有效消解便祕。

洋蔥含「槲皮素」能抑制身體吸收食物的脂肪，並且增加腸內的比菲德式菌，有消解便秘的效果。此外，「蒜胺酸」的硫磺化合物，可促進水分循環有效消除身體浮腫喔！

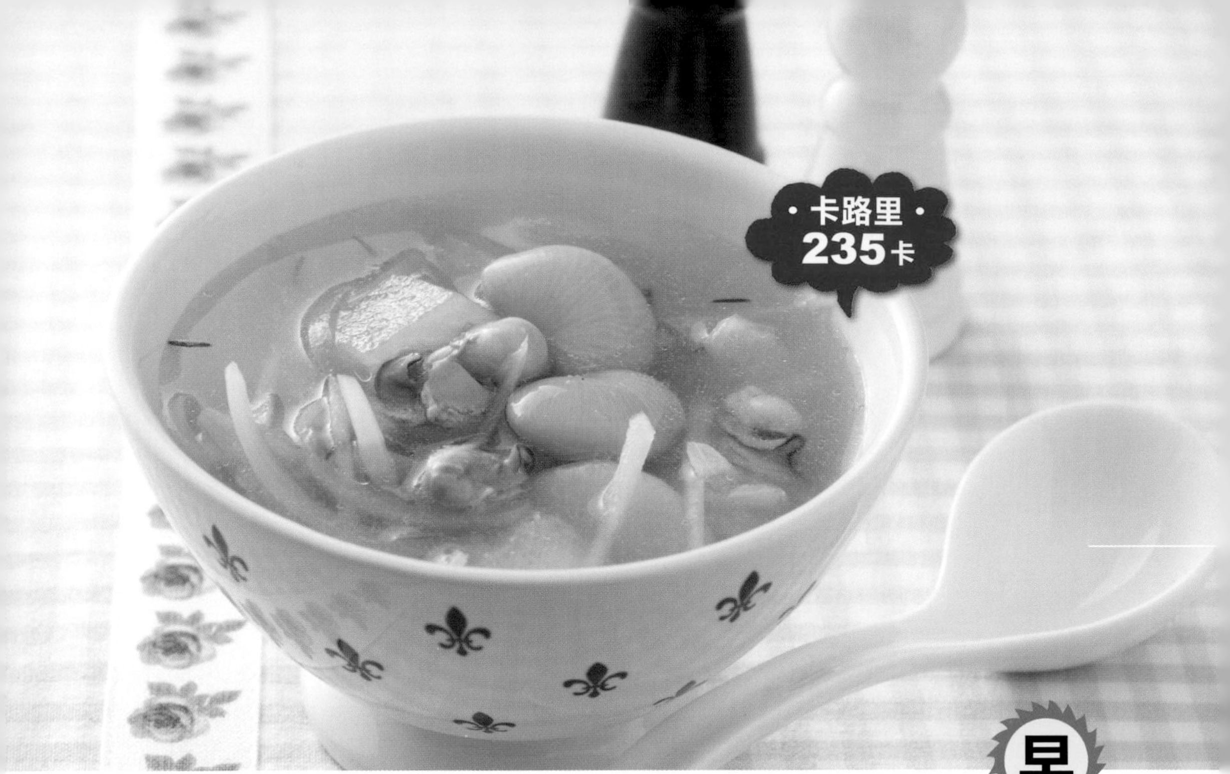

早

牡蠣皇帝盅

「牡蠣皇帝盅」是由牡蠣和皇帝豆提供蛋白質，冬瓜含有膳食纖維，兩者搭配而成的湯品，因蛋白質含量較多，特別適合早上食用，能啟動一天的燃脂速率。

材料

- 洋蔥1／2個
- 蚵蠣1／3飯碗
- 冬瓜1飯碗
- 皇帝豆1／4飯碗
- 薑絲少許
- 迷迭香少許
- 香油1小匙
- 鹽少許

作法

1. 將洋蔥、冬瓜洗淨去皮切塊，皇帝豆、蚵蠣洗淨備用。
2. 在湯鍋中放入2碗水，水滾後依序放入洋蔥、冬瓜、皇帝豆、薑絲。
3. 灑上迷迭香、香油、鹽巴調味。
4. 最後加入蚵蠣，水滾後即可熄火上桌。

激瘦の食材 皇帝豆

提供足夠蛋白質，強化肌肉成長。

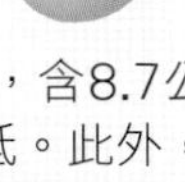

皇帝豆屬澱粉類，而非蔬菜，100公克皇帝豆，含8.7公克蛋白質，跟豆腐差不多，熱量卻比白飯來得低。此外，磷、鉀含量高，也是皇帝豆一大特色，可幫助身體新陳代謝、強化肌肉發育。

晚 古巴跳蚤

利用高麗菜、牛番茄，菜豆和牛肉烹煮的「古巴跳蚤」是我在中南美旅行時發想出來，以當地常見的食材燴炒盛盤，搭配地瓜增加飽足感，並攝取不同的營養成份，就像跳蚤市場般多元又豐盛。

材料

- 牛肉絲35克
- 高麗菜1碗
- 洋蔥1個
- 地瓜1小條（70克）
- 牛番茄2個
- 葡萄籽油1小匙
- 菜豆1小把
- 鹽少許

作法

1. 地瓜帶皮刷洗乾淨，汆燙至熟，或蒸熟。
2. 將洋蔥、牛蕃茄、菜豆洗淨切丁，高麗菜切絲，備用。炒鍋中倒入葡萄籽油炒香洋蔥，加入切碎的牛番茄與1杯水，煮至入味。
3. 再加入牛肉絲再炒5分鐘，最後加入高麗菜與菜豆一起煮至入味，加鹽調味後，即可搭配地瓜食用。

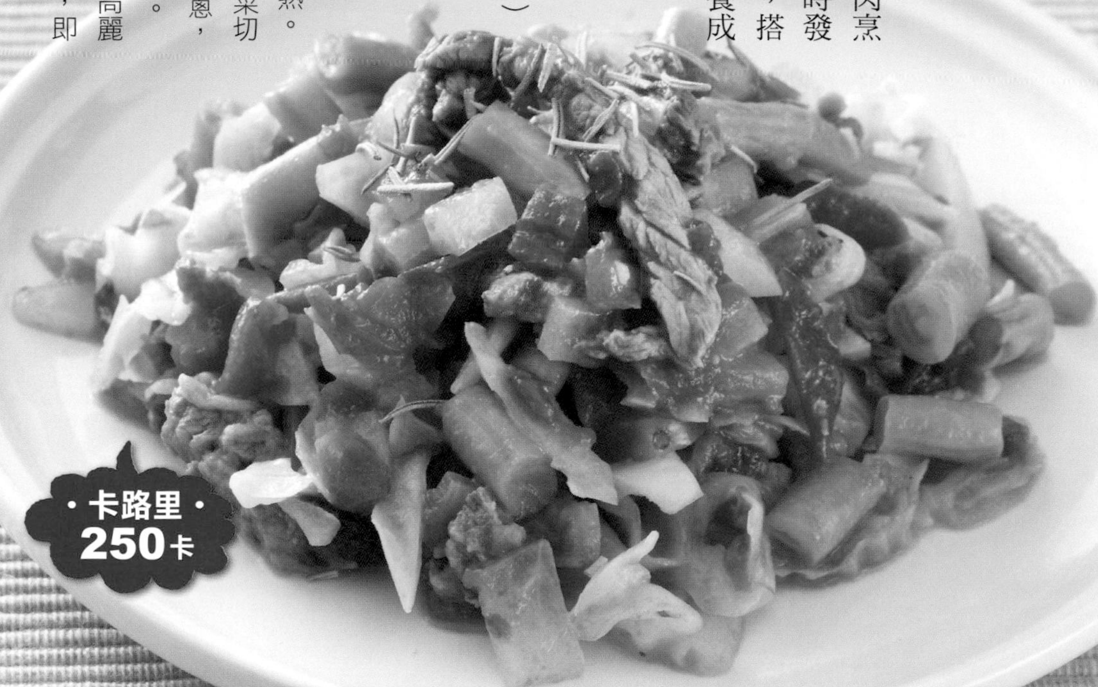

・卡路里・
250卡

激瘦の食材 菜豆

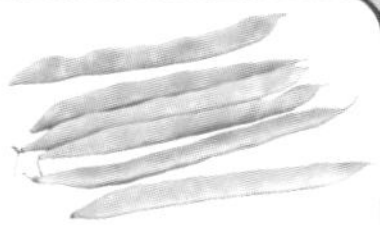

含「皂苷」能促進脂肪代謝。

菜豆含「皂苷」能促進脂肪代謝，並有助提高免疫力。此外，它屬於高鉀低鈉的蔬菜，很適合於心臟病，動脈硬化，高血脂和忌鹽患者食用。

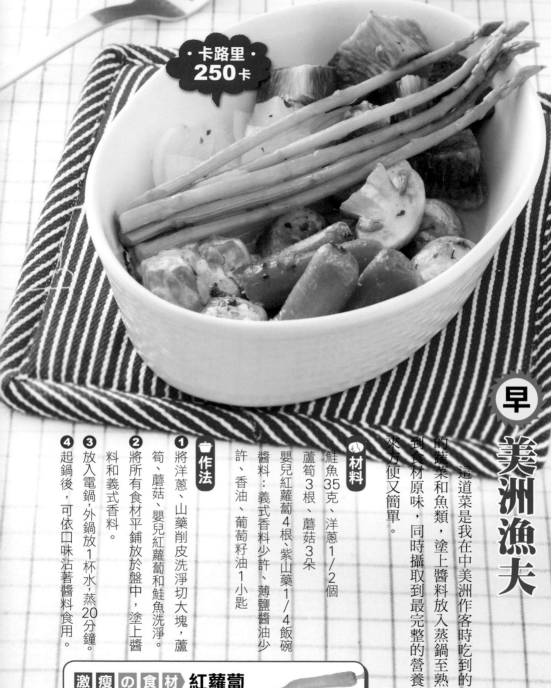

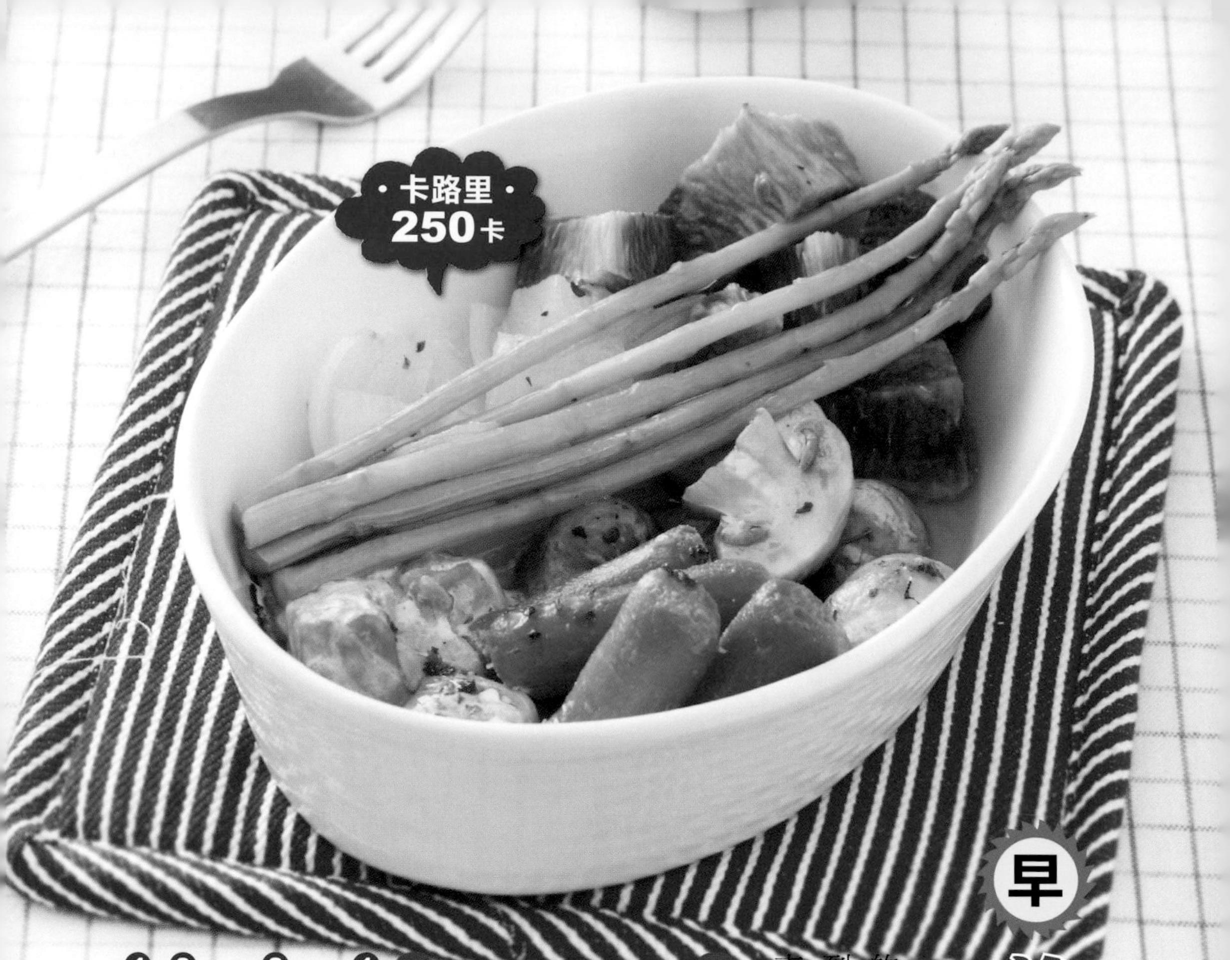

早

美洲漁夫

這道菜是我在中美洲作客時吃到的，利用常見的蔬菜和魚類，塗上醬料放入蒸鍋至熟，不僅能吃到食材原味，同時攝取到最完整的營養外，料理起來方便又簡單。

材料

鮭魚35克、洋蔥1/2個
蘆筍3根、蘑菇3朵
嬰兒紅蘿蔔4根、紫山藥1/4飯碗
醬料：義式香料少許、薄鹽醬油少許、香油、葡萄籽油1小匙

作法

1. 將洋蔥、山藥削皮洗淨切大塊，蘆筍、蘑菇、嬰兒紅蘿蔔和鮭魚洗淨。
2. 將所有食材平鋪放於盤中，塗上醬料和義式香料。
3. 放入電鍋,外鍋放1杯水,蒸20分鐘。
4. 起鍋後，可依口味沾著醬料食用。

激瘦の食材 紅蘿蔔

富含「β-胡蘿蔔素」，提高新陳代謝。

紅蘿蔔含有「β-胡蘿蔔素」和豐富的植物纖維，能有效提高人體的新陳代謝，達到自然減重的目的。

晚

墨西哥灣夾餅

墨西哥捲餅是速食餐廳很受歡迎的菜色之一，但是又油又膩吃了會變胖。自己在家做，將蔬菜增量，加上水煮鮪魚夾著蛋餅皮食用，清爽美味又好吃。

材料

- 蛋餅皮或墨西哥餅皮1／2片
- 紅、黃甜椒共1／4飯碗
- 美生菜1／4顆
- 水煮鮪魚50克
- 香油1小匙
- 黑胡椒少許

作法

1. 蛋餅皮入鍋乾煎至香。
2. 美生菜洗淨切碎備用。
3. 紅、黃甜椒切小丁，拌入鮪魚與香油、黑胡椒。
4. 食材鋪於蛋餅皮上，捲起即可食用。

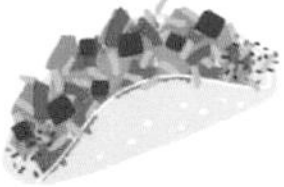

激瘦の食材 美生菜

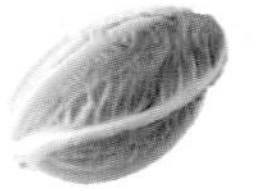

富含纖維質，可促進消化。

美生菜熱量極低，每100克僅有14卡，且內含豐富營養及纖維質。此外，大量的葉綠素，有助淨化血液及促進人體造血功能，可以促進消化，對消化不良及便秘有很大的幫助！

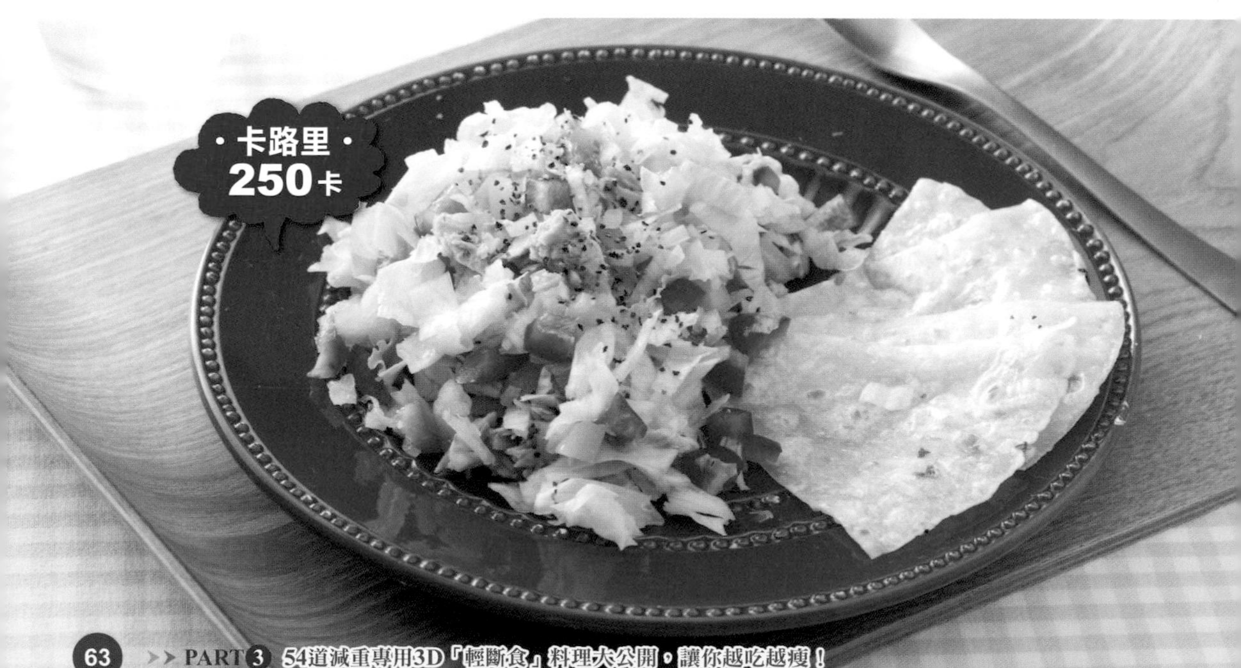

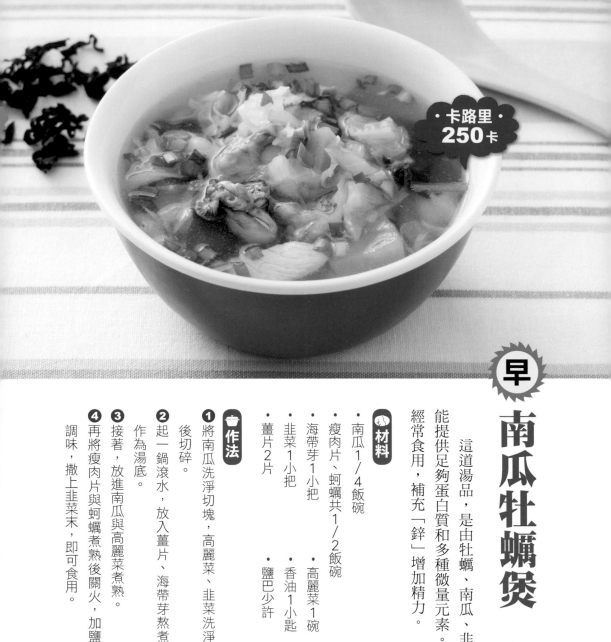

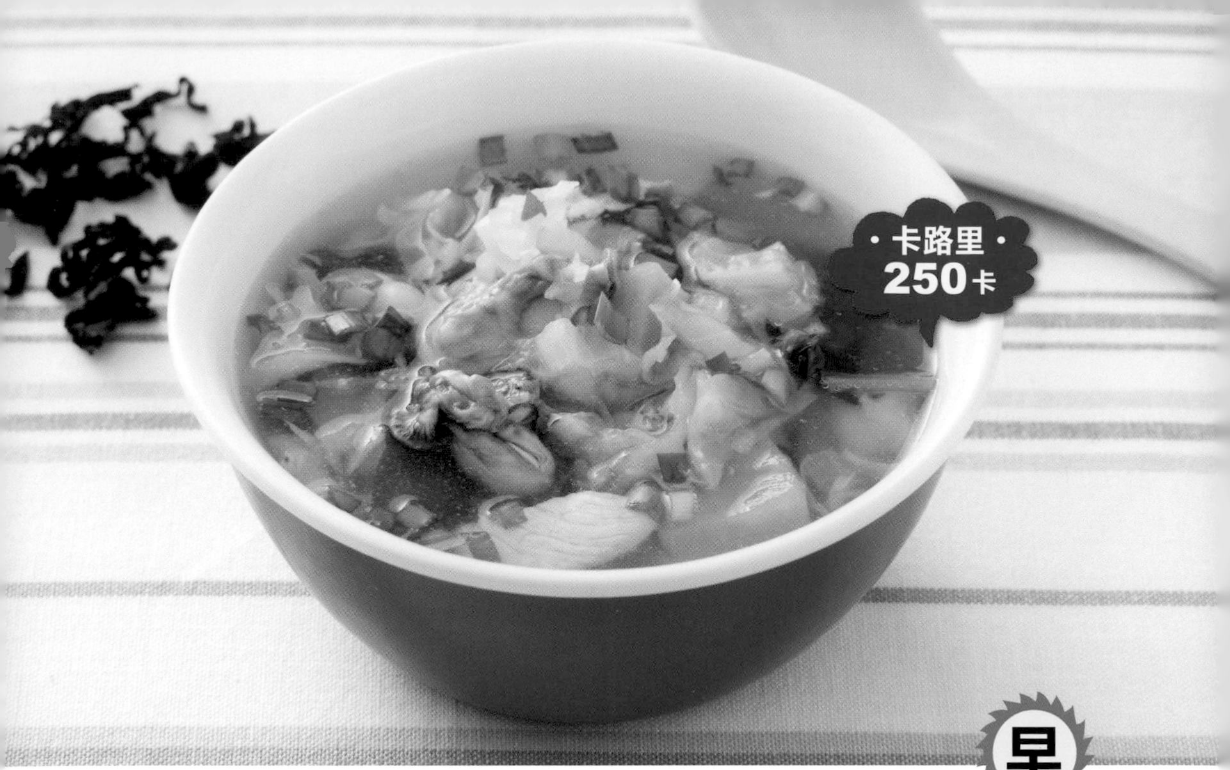

早

南瓜牡蠣煲

這道湯品，是由牡蠣、南瓜、韭菜和海帶芽一起熬煮，能提供足夠蛋白質和多種微量元素。尤其家中有男性，可以經常食用，補充「鋅」增加精力。

材料

- 南瓜1/4飯碗
- 瘦肉片、蚵蠣共1/2飯碗
- 高麗菜1碗
- 海帶芽1小把
- 韭菜1小把
- 香油1小匙
- 薑片2片
- 鹽巴少許

作法

1. 將南瓜洗淨切塊，高麗菜、韭菜洗淨後切碎。
2. 起一鍋滾水，放入薑片、海帶芽熬煮作為湯底。
3. 接著，放進南瓜與高麗菜煮熟。
4. 再將瘦肉片與蚵蠣煮熟後關火，加鹽調味，撒上韭菜末，即可食用。

激瘦の食材 韭菜

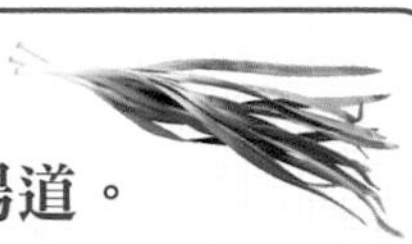

可排出體內多餘廢物，清潔腸道。

韭菜又被稱作蔬菜裡的威而鋼，搭配海鮮一起食用，有助於增加男性精力。另外韭菜含有大量植物纖維，能促進腸蠕動，有較強的通便作用，可排出腸內過多的營養成分及代謝廢物，從而有利於減肥和清潔腸道。

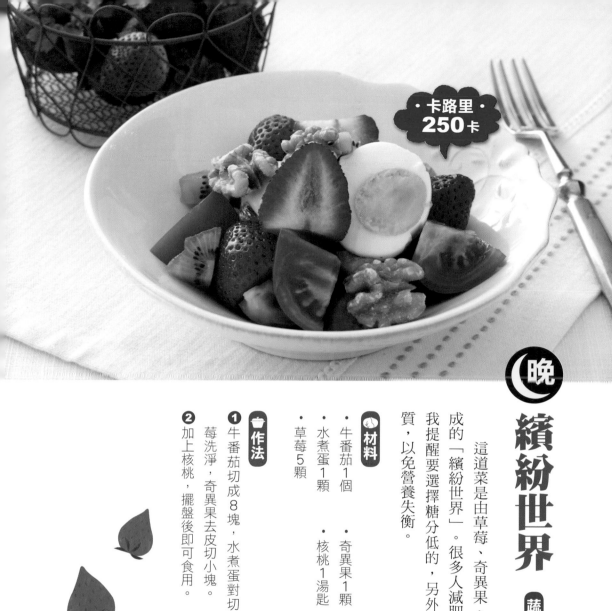

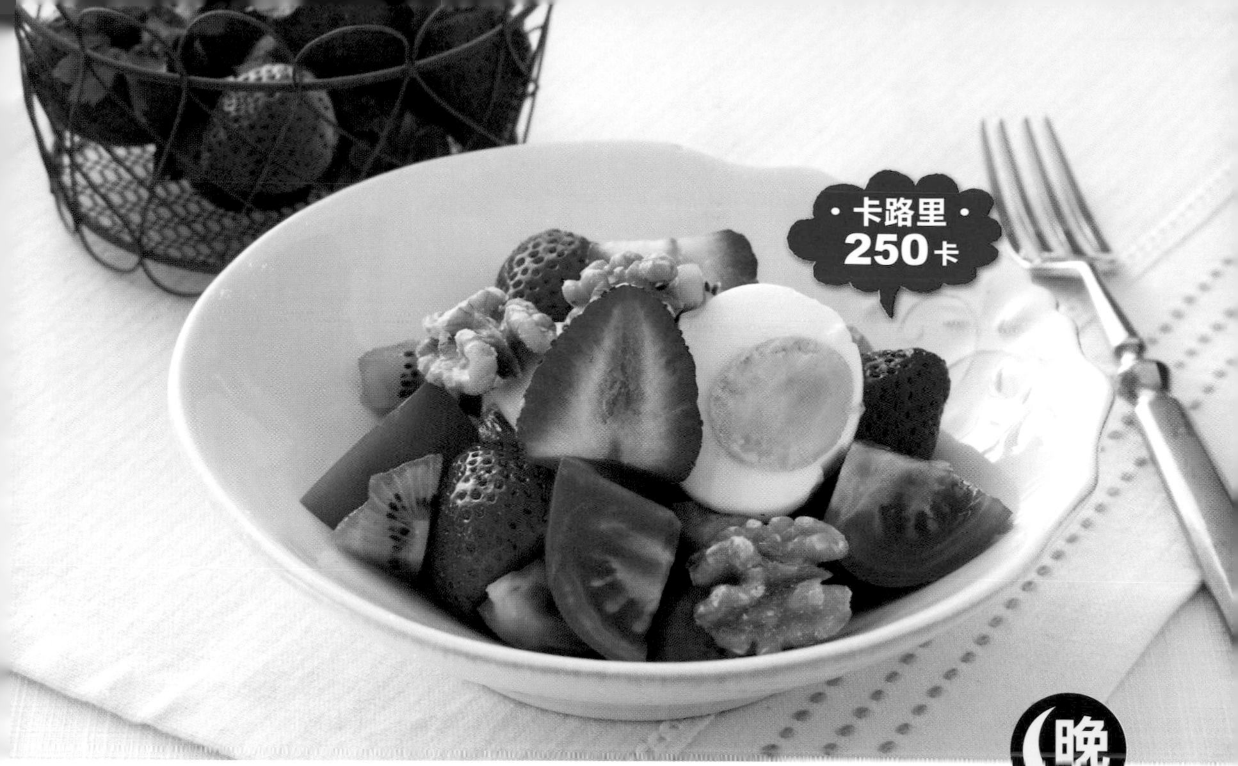

晚

繽紛世界

蔬食

這道菜是由草莓、奇異果、牛番茄、水煮蛋及腰果所組成的「繽紛世界」。很多人減肥時，喜歡將水果當一餐，但我提醒要選擇糖分低的，另外，務必搭配蛋白質和優良脂質，以免營養失衡。

材料

- 牛番茄1個
- 奇異果1顆
- 水煮蛋1顆
- 核桃1湯匙
- 草莓5顆

作法

1. 牛番茄切成8塊，水煮蛋對切，草莓洗淨，奇異果去皮切小塊。
2. 加上核桃，擺盤後即可食用。

激瘦の食材 草莓

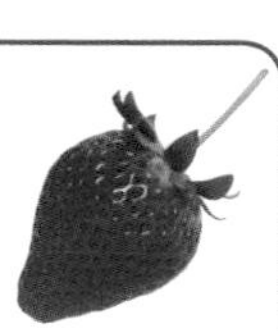

富含「熊果素」，
可增加「棕色脂肪」有助燃脂。

草莓含有大量「熊果素」可以增加肌肉及棕色脂肪量，使身體燃燒熱量，對抗肥胖。此外，例如藍莓、草莓、蔓越莓等漿果類的植物中，也有等同效果。

早

海鮮起司煲

這道料理可以滿足想吃焗烤的口腹之慾，利用海鮮、蔬菜和菇類搭配起司粉，淡淡的奶香但熱量卻很低，可以很放心的食用。

材料

- 紅蘿蔔、大黃瓜、磨菇共1飯碗
- 葡萄籽油、蒜末各1小匙
- 洋蔥1/2個
- 鮭魚片20克
- 蚵蠣、花枝各30克
- 低脂牛奶50CC
- 鹽、起司粉少許

作法

1. 洋蔥洗淨切絲備用，紅蘿蔔、大黃瓜、磨菇洗淨切片備用。
2. 在炒鍋加葡萄籽油，炒香蒜末與洋蔥後，加入紅蘿蔔、大黃瓜、蘑菇拌炒，倒入1/3杯水煮至熟透。
3. 花枝、蚵蠣、鮭魚片炒熟後，加入低脂牛奶與少許鹽和起司粉調味即可起鍋。

激瘦の食材 大黃瓜

抑制醣類轉化脂肪，減少體脂肪形成。

大黃瓜中含「丙醇二酸」，有助於抑制醣類物質轉變為脂肪，可減少體脂肪形成。此外，它有「黃瓜酶」與維生素，可促進新陳代謝，加強免疫力的作用。

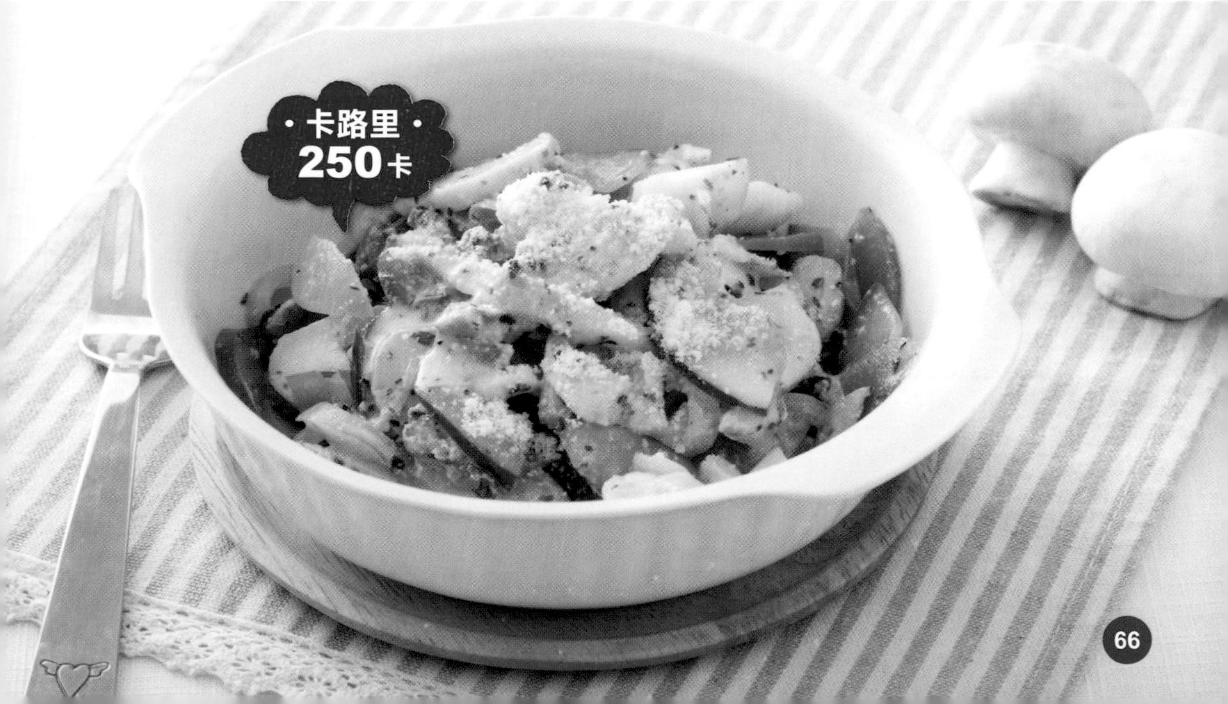

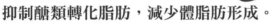

卡路里 250卡

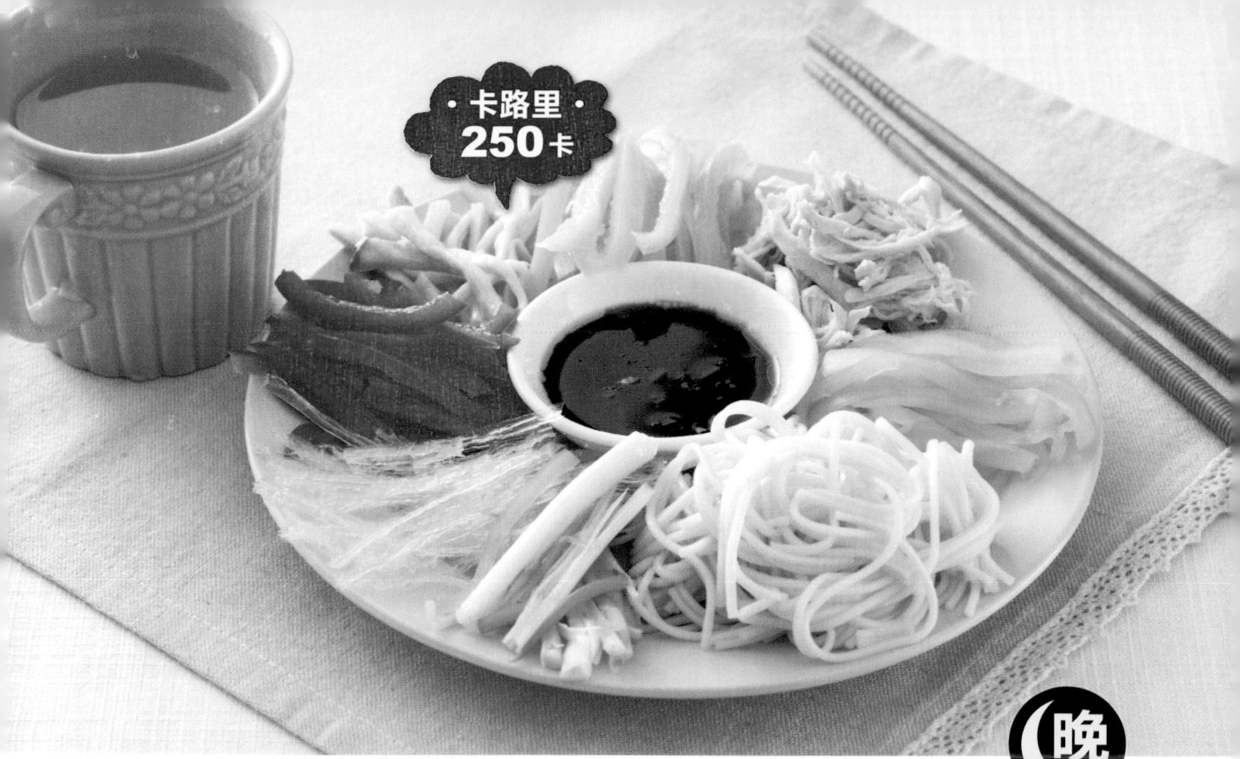

晚

彩虹雞絲涼麵

炎夏想吃涼麵但又怕胖，就可以試做「彩虹雞絲涼麵」，不僅顏色豐富，透過不同的蔬菜增加份量，吃得飽又健康。

材料

- 大黃瓜絲、黃椒絲、紅椒絲各1／3飯碗
- 洋菜條、杏鮑菇絲各1／3飯碗
- 青蔥絲、細麵各1／4飯碗
- 雞胸肉35克、柴魚片少許
- 醬料：香油1小匙、和風醬油1／2湯匙、蒜末少許

作法

1. 將細麵放入滾水中燙熟，並沖涼開水。
2. 雞胸肉汆燙至熟，放涼後撕成雞絲。
3. 接著，將大黃瓜、甜椒、杏鮑菇、青蔥洗淨切成絲，放入滾水汆燙，沖涼備用。
4. 洋菜條剪成適口大小泡冷水，備用。
5. 最後，將所有食材放於盤上，淋上醬料，撒上柴魚片，拌勻即可。

激瘦の食材 甜椒

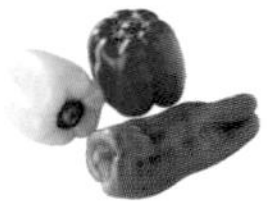

富含「辣椒素」，有助分解體脂肪。

甜椒因含有「辣椒素」可促進分解體脂肪；此外，富含維生素Ａ、Ｃ及茄紅素，能消除疲勞、預防感冒，還有抗氧化的功效。不只如此，甜椒裡的膳食纖維，還有助預防心血管疾病。

早

雙色醬燒炒飯

減肥也能吃炒飯，將白飯換成纖維質多的十穀飯，增加配菜和菇類，就能吃到炒飯的香氣，同時又有飽足感。

材料

- 十穀飯1/4飯碗
- 筊白筍1支
- 香菇3朵
- 秀珍菇1把
- 瘦里肌肉片35克
- 和風醬油1/2湯匙
- 葡萄籽油1小匙
- 蒜末、蔥花少許

作法

1. 前一晚先將十穀飯放入電鍋蒸熟，放涼後入冰箱備用。
2. 將筊白筍、香菇、秀珍菇洗淨切片、瘦里肌肉切片。
3. 在炒鍋裡加葡萄籽油，炒香蒜末與香菇、秀珍菇、筊白筍，再加入里肌肉一起拌炒至熟。
4. 最後，加入和風醬油炒至收乾，再加入十穀飯拌炒，撒上蔥花後即可起鍋。

激瘦の食材 筊白筍

高纖低卡，促進腸胃蠕動。

筊白筍又名美人腿，不僅營養豐富，高纖又低卡！它的纖維質可以吸附大量水分、促進腸胃蠕動，使廢物在腸道的停留時間縮短，可以改善便秘且預防腸癌發生。

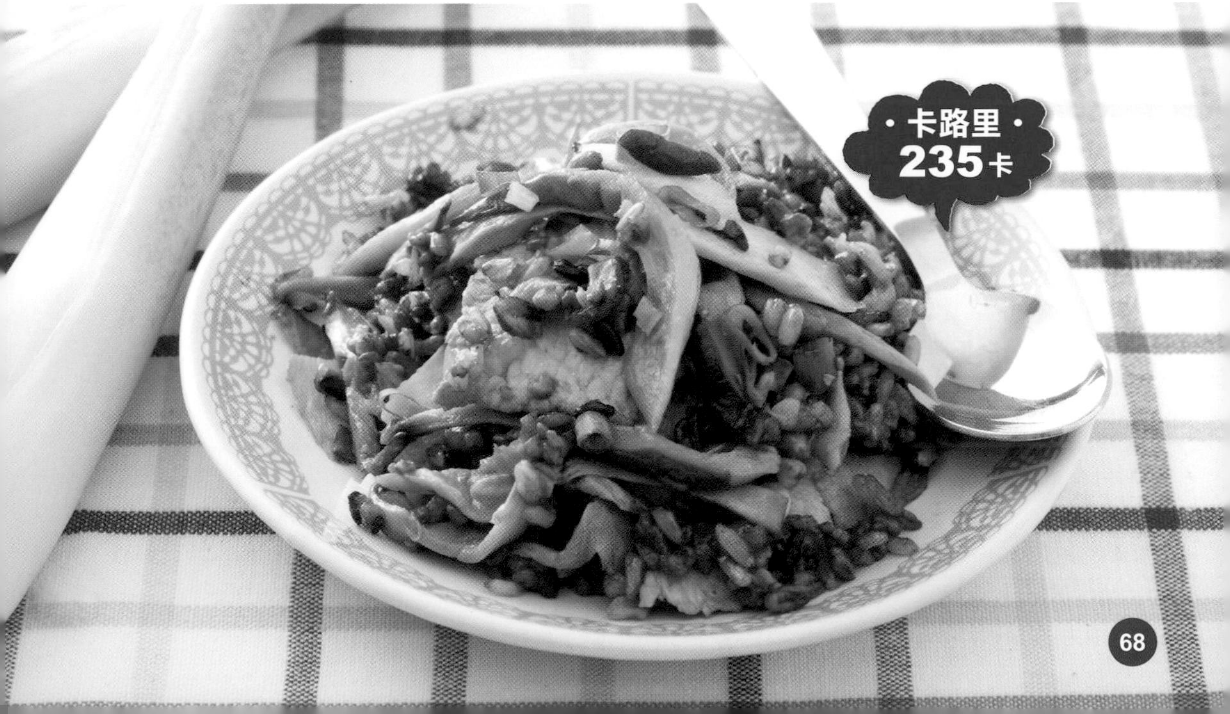

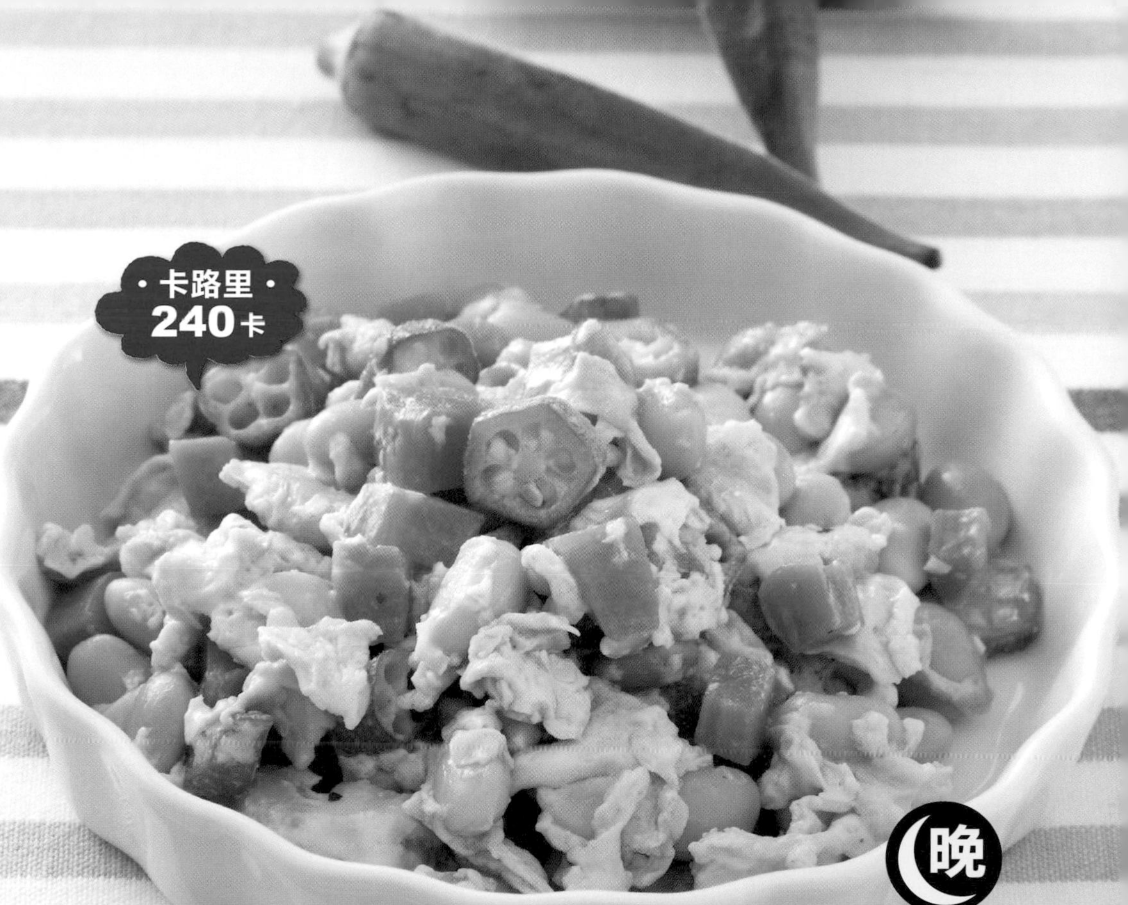

晚

出水芙蓉

小孩喜歡吃的三色蔬菜炒蛋，我將食材替換成更營養的秋葵和毛豆仁，不僅在斷食的我們吃，家人也可以跟著一起享用！

材料

- 秋葵3支
- 紅蘿蔔30克
- 毛豆仁70克
- 雞蛋1個
- 麻油1小匙
- 蒜末、鹽少許

作法

1. 秋葵、紅蘿蔔洗淨切丁備用，毛豆仁洗淨，雞蛋打散。
2. 在炒鍋加入麻油，將蒜末炒香，接著放入紅蘿蔔與毛豆仁拌炒。
3. 再加入秋葵拌炒9分熟。
4. 加入打散的雞蛋拌炒，最後加鹽巴調味即可起拌炒至熟。

激瘦の食材 秋葵　含水溶性纖維果膠，易有飽足感。

秋葵的黏液含有「水溶性纖維果膠」、「半乳聚糖」及「阿拉伯樹膠」，有助於降血壓血脂肪；而水溶性膳食纖維易有飽足感，也是控制體重的好食材。

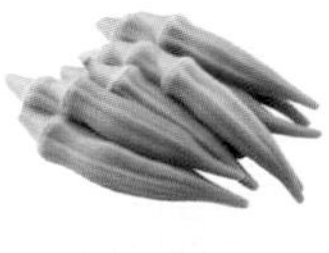

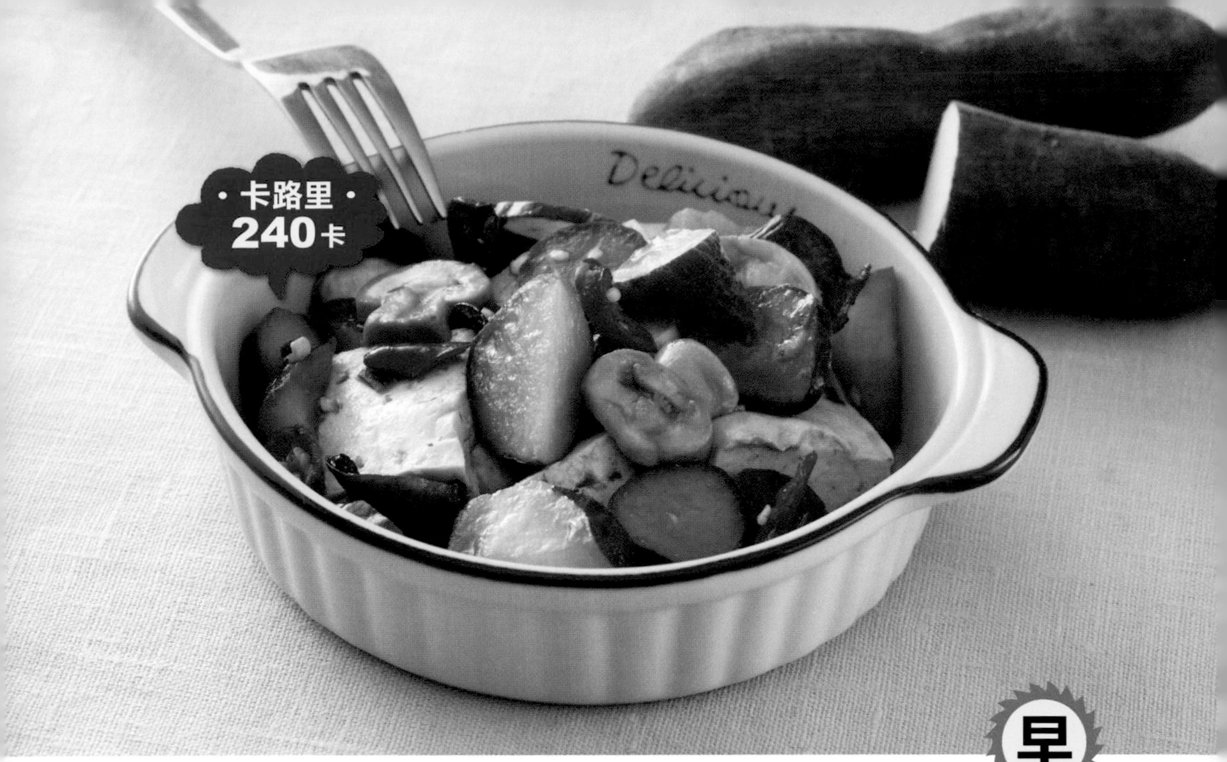

早

辣味燒番薯

蔬食

「辣味燒番薯」顧名思義是帶點鹹辣滋味，很適合重口味的人食用。我在料理中加入豆腐、黃瓜、菇類和黑木耳，增加蛋白質和纖維質，有助腸胃蠕動排出體內廢物。

材料

- 小黃瓜1條
- 番薯50克、磨菇3朵
- 豆腐2/3塊
- 蔥1支
- 黑木耳2朵
- 生辣椒1條
- 麻油1小匙
- 和風醬油1/2湯匙

作法

1. 將番薯、黑木耳、小黃瓜洗淨切成適口大小，蔥切段、生辣椒切片，豆腐切厚片。
2. 起一鍋滾水，將地瓜汆燙煮熟備用。
3. 在炒鍋裡，放麻油以小火方式，炒香蔥與磨菇再加入黑木耳、小黃瓜拌炒。
4. 加入豆腐後，倒入1湯匙的和風醬油與生辣椒，蓋上蓋子燜約1分鐘。
5. 醬油燒乾前加入番薯，煮至收乾即可。

激瘦の食材 辣椒

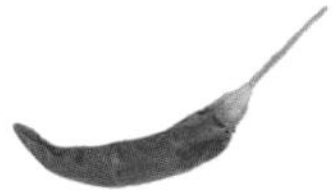

促進新陳代謝，加快熱量消耗。

辣椒含有「辣椒素」能促進人體的新陳代謝率，使皮膚發紅、發熱，加快熱量消耗；此外，還可避免「低密度膽固醇」被氧化成有害型態來阻塞動脈，能預防動脈硬化疾病。

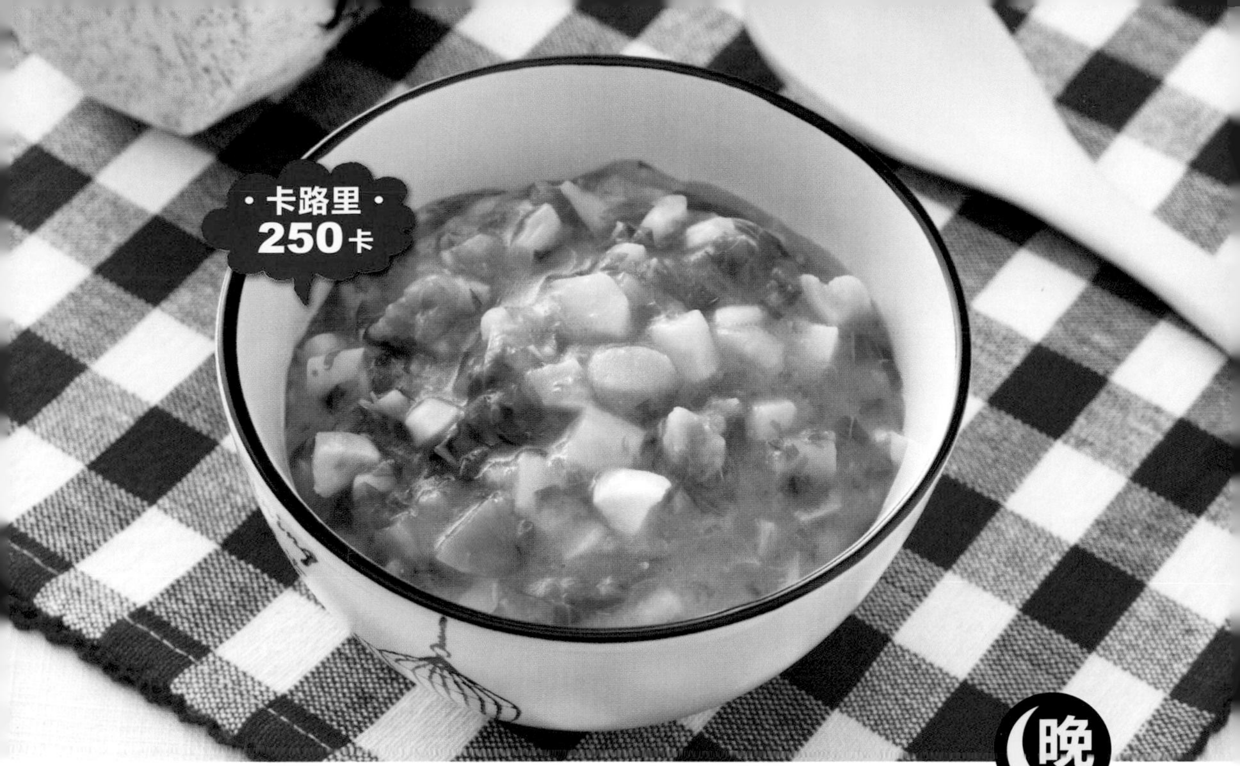

晚

什錦莧菜羹

一想到羹湯就是濃稠的太白粉勾芡，吃下肚絕對是熱量、鹽分爆表。我利用「洋菜條」融化後會黏稠的特性，取代太白粉，就能煮出一碗料多好吃又低卡的羹湯，滿足口慾。

材料

- 紅蘿蔔、雪白菇、筊白筍共1飯碗
- 芋頭、干貝各50克
- 莧菜1小把
- 洋菜條1小把
- 蒜末、鹽少許
- 香油1小匙

作法

1. 將莧菜、雪白菇和筊白筍洗淨切小丁。
2. 芋頭削皮切小丁，洋菜條泡熱水備用。
3. 在炒鍋裡加香油，炒香蒜末與芋頭，加入干貝、紅蘿蔔、雪白菇、筊白筍拌炒。
4. 倒入一碗半的熱水，煮沸後加入泡開的洋菜條。
5. 待洋菜條溶解後加入莧菜，再次煮沸後即可食用。

激瘦の食材 莧菜

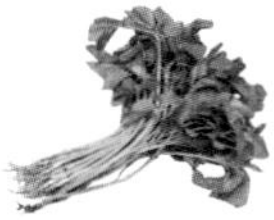

高鐵高鈣，鈣含量比牛奶還高。

「莧菜」是數一數二的高鈣蔬菜，每一份莧菜（煮熟的半碗量就含有300毫克）比起一杯牛奶（約240CC）還多，而鐵質含量也非常豐富，平日多吃加速體內新陳代謝。

早

醬燒彩椒串

斷食日想吃烤肉，可以利用醬油調成低鈉低糖的醬汁，跟市售的烤肉醬比起來熱量降低100卡以上。透過炒鍋乾煎，就能烹調出令人垂涎三尺的料理。

材料

- 紅、黃、青椒各1／3個
- 豬里肌肉片50克
- 香菇3朵
- 玉米1／3根
- 醬汁：薄鹽醬油1／2湯匙、蒜末少許、檸檬汁1小匙、香油1小匙

作法

1. 紅、黃、青椒洗淨去籽切大片，豬里肌肉切大片、香菇對切、玉米切小段
2. 以平底鍋小火乾煎3分鐘後，倒入醬汁，燒乾收汁即可食用。

激瘦の食材 玉米

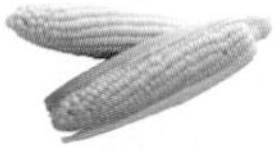

大量膳食纖維，增加飽足感。

玉米含有大量的膳食纖維，會在腸道裡膨脹，增加飽腹感。另外，玉米所含的鎂元素也有利於腸胃蠕動，幫助消化吸收，促進體內廢物的排泄。

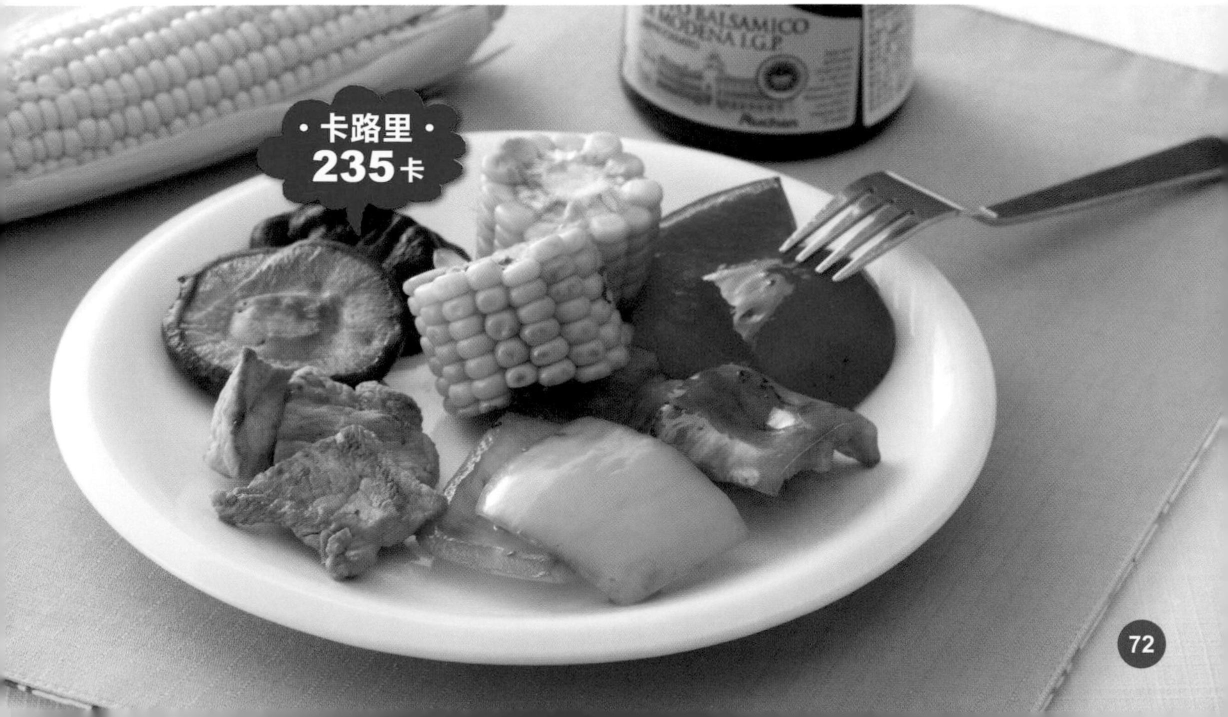

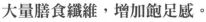

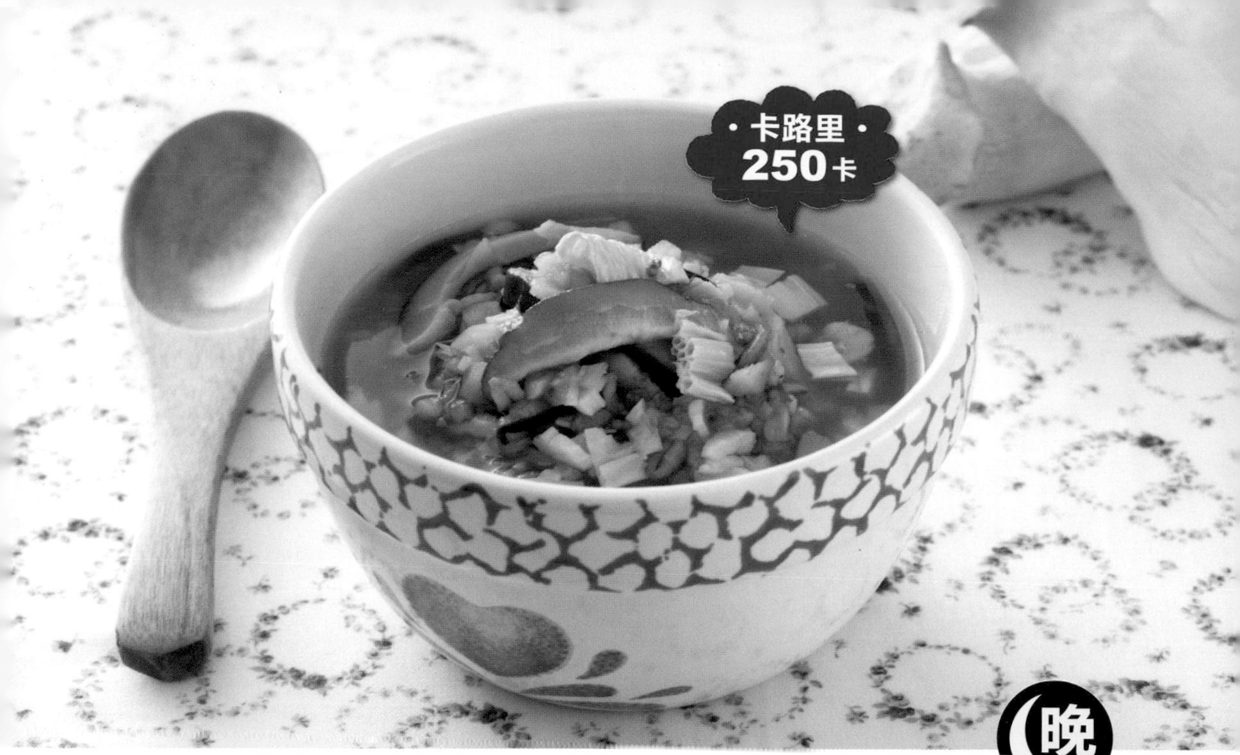

晚 香菇豆皮粥

蔬食

菇類是很好的減肥食材，我將香菇搭配豆皮熬成粥，不僅有菇類的香氣，又有豆皮的蛋白質營養，讓吃素的學員也能擁有豐富的營養。

材料

- 牛蒡1／2飯碗
- 豆皮1／2塊
- 杏鮑菇、香菇各2朵
- 海帶芽少許
- 五穀飯1／4飯碗
- 鹽少許
- 香油1茶匙

作法

1. 牛蒡削皮洗淨、杏鮑菇洗淨切丁，香菇切片，海帶芽泡開備用。
2. 前一碗煮好五穀飯，在湯鍋加2～3倍的水入鍋煮。
3. 水滾後加入牛蒡、杏鮑菇、香菇、海帶芽繼續煮至成粥後，加鹽與香油調味，即可食用。

激瘦の食材 牛蒡

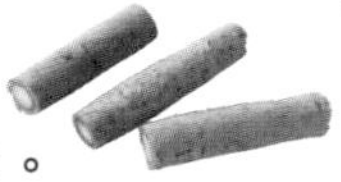

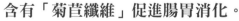

含有「菊苣纖維」促進腸胃消化。

牛蒡膳食纖維含量是胡蘿蔔2.6倍，花椰菜3倍，能促進腸道蠕動，排便順暢。纖維中的「菊苣纖維」可幫助益生菌留在腸道內促進消化，有效幫助體重管理。

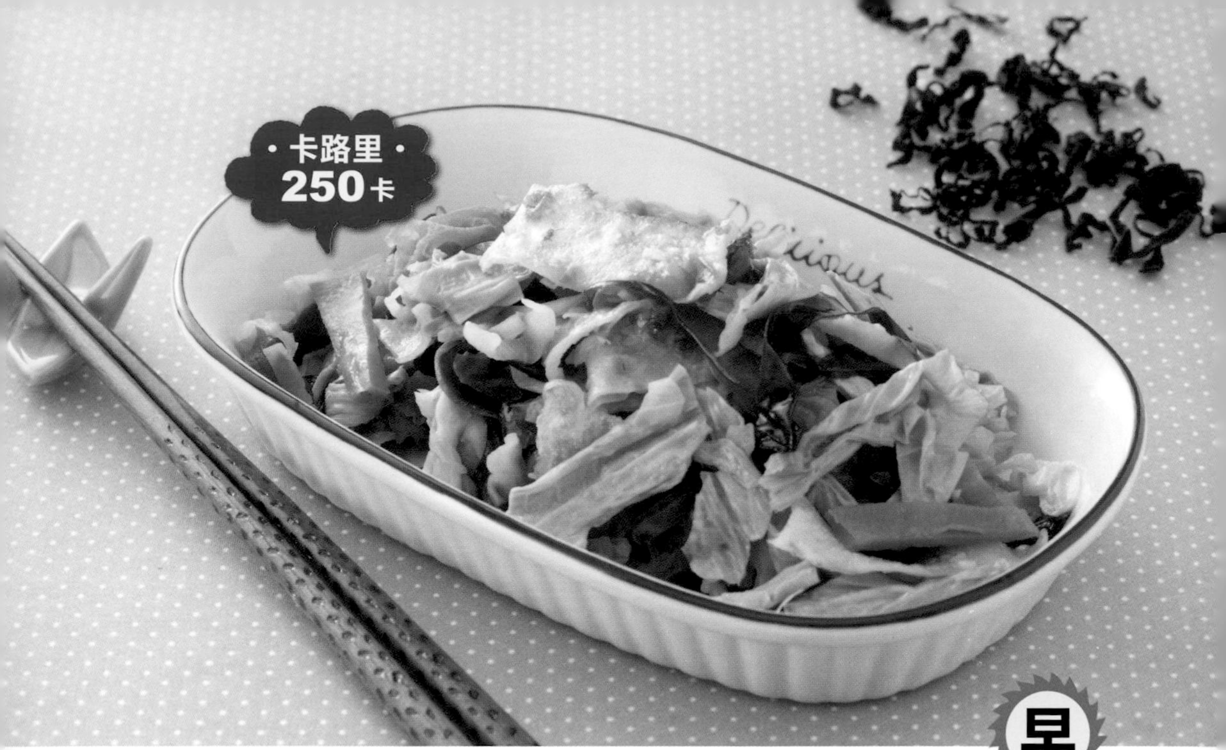

早

豆皮炒餅

蔬食

我以豆皮、黑木耳增加主食的份量，加入高麗菜等拌炒，而且整盤炒餅的熱量，比外面市售的足足少一半，好吃又健康。

材料

- 黑木耳3大朵
- 美濃豆皮1片
- 高麗菜1／2飯碗
- 雞蛋1／2個
- 海帶芽1／2飯碗
- 紅蘿蔔、蔥花少許
- 蛋餅皮1／2片
- 葡萄籽油1小匙
- 和風醬油1／2湯匙

作法

1. 將黑木耳洗淨切絲，美濃豆皮泡軟切丁，海帶芽泡開，高麗菜切碎備用。
2. 蛋餅皮切成條狀、雞蛋打散備用。
3. 起油鍋，先下黑木耳與高麗菜，炒至高麗菜半熟再加入美濃豆皮與海帶芽，接著倒入和風醬油炒香。
4. 倒入打散的雞蛋，待約7分熟再稍微拌勻，加入餅皮，拌勻後灑上蔥花即可，擺盤後可視喜好撒上白胡椒粉。

激瘦の食材 高麗菜

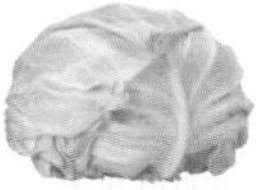

有助代謝脂肪，恢復組織機能。

高麗菜具有粗纖維質，適量攝取能助脂質代謝；此外，它含有維生素K及U，是一種抗潰瘍因子，幫助體內腸胃道組織機能修復。

晚

素炒什錦

蔬食

這道「素炒什錦」是由豆干、毛豆、甜菜根和牛蒡一起拌炒，不僅口感豐富，營養素多元又健康。如果甜菜根不好買，可以換成荸薺或紅蘿蔔食用。

材料

- 豆干2塊
- 牛蒡1／2飯碗
- 甜菜根1／5個
- 蘆筍5根
- 毛豆仁1／2飯碗
- 海帶芽1小把
- 腰果1／2湯匙
- 麻油1小匙
- 鹽少許

作法

1. 將豆干、牛蒡削皮、甜菜根切丁，蘆筍切小段，海帶芽泡開備用。
2. 用小火以麻油炒香甜菜根與海帶芽，加入牛蒡、蘆筍、毛豆仁、豆干，加入半杯水與鹽巴，蓋上鍋蓋燜3分鐘。
3. 待水稍微收乾，撒上腰果即可起鍋。

激瘦の食材 甜菜根

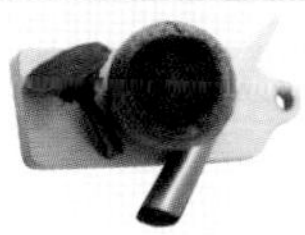

有助代謝脂肪，恢復組織機能。

甜菜根的塊根及葉子含有一種「甜菜城」成分，這是新陳代謝的有效調節劑，能加速人體對蛋白的吸收改善肝功能。此外，甜菜根中還含有一種皂角苷類物質，它有把腸內的膽固醇結合成不易吸收的混合物質而排出，幫助瘦身。

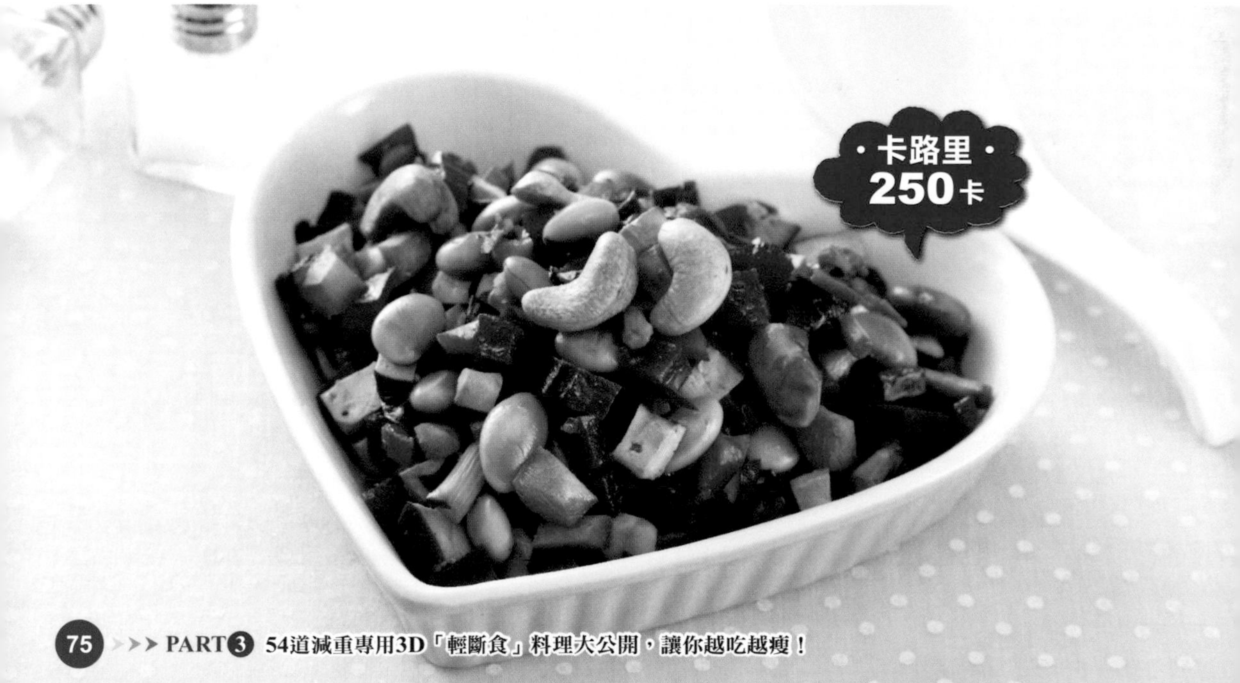

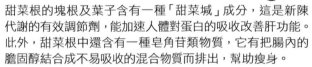

早

四色水波拼盤

蔬食

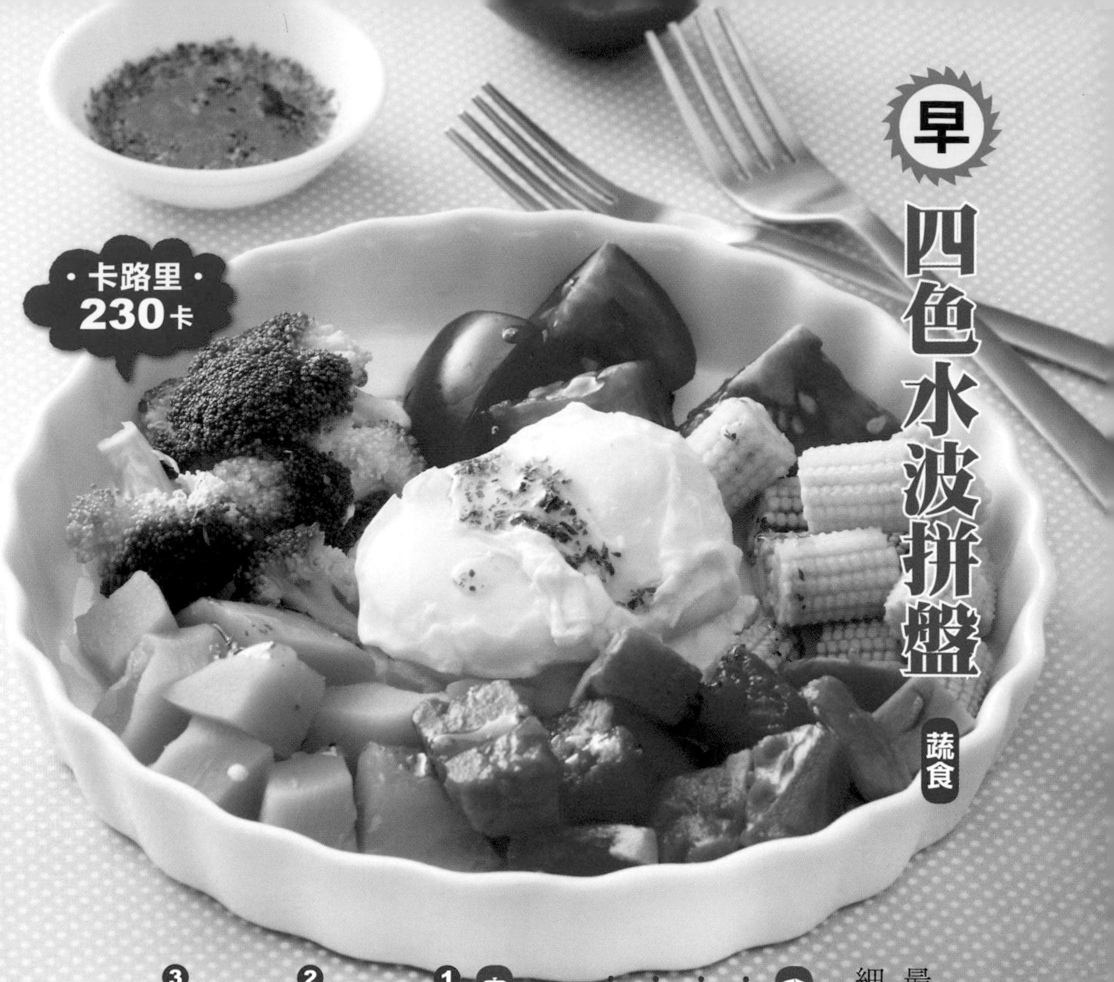

這道菜可同時攝取4種顏色的蔬果，營養素最全面。此外這幾種蔬菜都需要咀嚼，可以幫助細嚼慢嚥，增加飽足感。

材料

- 綠花椰1／4飯碗
- 玉米筍1／4飯碗
- 牛番茄1／4飯碗
- 南瓜1／4飯碗
- 雞蛋1個
- 木瓜1／2飯碗
- 醬料：橄欖油1小匙、薄鹽醬油1／2湯匙，義式香料少許

作法

1. 將綠花椰、玉米筍、南瓜洗淨切適口大小，放入滾水汆燙。
2. 煮一鍋滾水加白醋，將雞蛋打入鍋，煮成水波蛋。
3. 接著，把牛番茄、木瓜削皮洗淨，切成適口大小擺盤，即可。

激瘦の食材 花椰菜

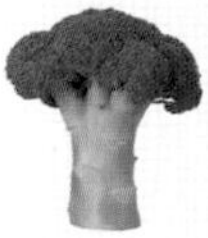

富含多種維生素，
有助調節血循、助排水。

1顆花椰菜熱量只有23～32卡，再加上它需要咬比較久，很快就有飽足感，減少吃進過多會造成肥胖危險食物的機會。此外，它可以調節荷爾蒙分泌，有助於消水腫。

晚

羊栖馬蹄炒飯

蔬食

減肥也能健康吃炒飯，將飯量減少或以十穀飯取代，加上大量藻類增加膳食纖維和飽足感，同時滿足鹹香口味。

材料

- 羊栖菜、西洋芹、紅蘿蔔各1／3飯碗
- 十穀飯1／4飯碗
- 海帶芽梗絲1／3飯碗
- 美濃豆皮1片
- 薑末少許
- 葡萄籽油1小匙
- 胡椒粉少許

作法

1. 前晚先將十穀飯煮熟，放冰箱備用。
2. 將羊栖菜、海帶芽梗絲泡開，紅蘿蔔、西洋芹切片備用，美濃豆皮泡軟切丁備用。
3. 在炒鍋倒入葡萄籽油、放薑末炒香海帶芽梗絲與羊栖菜，再依序加入西洋芹、紅蘿蔔、豆皮等材料。
4. 最後加入冷十穀飯、胡椒粉炒香即可。

激瘦の食材 羊栖菜

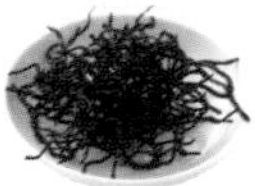

鈣含量居冠，可促進蛋白質生長。

羊栖菜的鈣質含量，居海藻食物之冠，纖維含量更高達牛蒡的7、8倍，還有豐富的鉀、鐵、維生素A、B、C、E，且不含熱量。

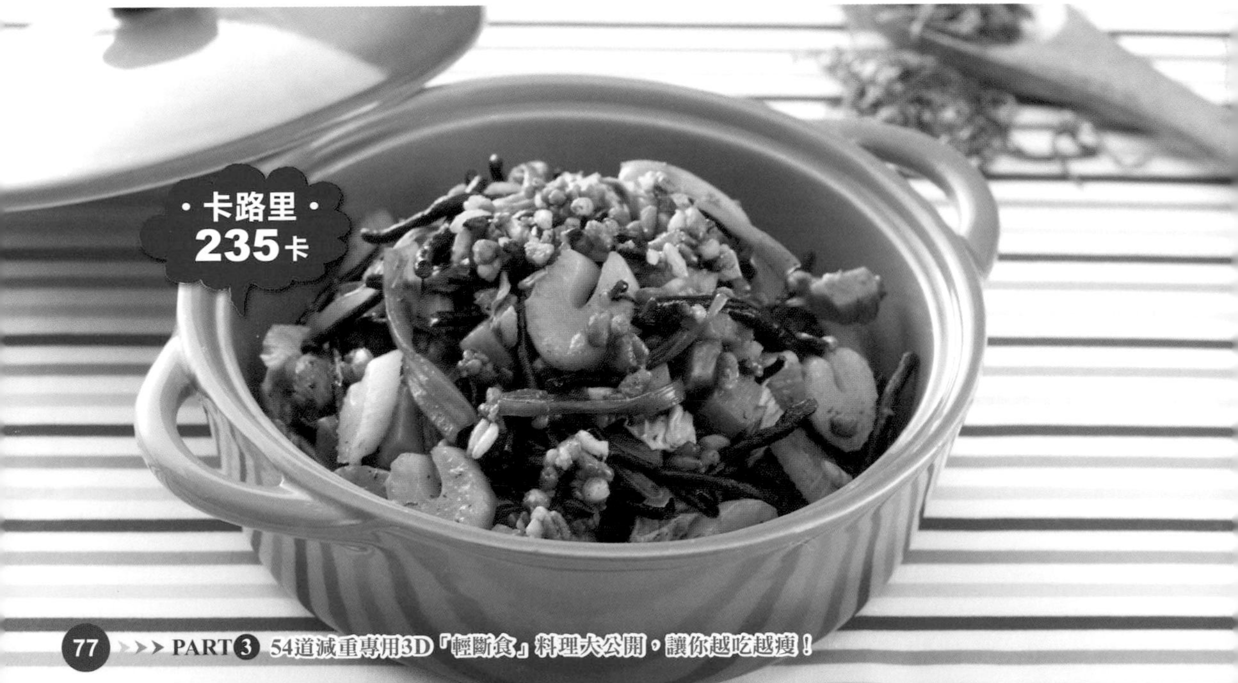

·卡路里·
235卡

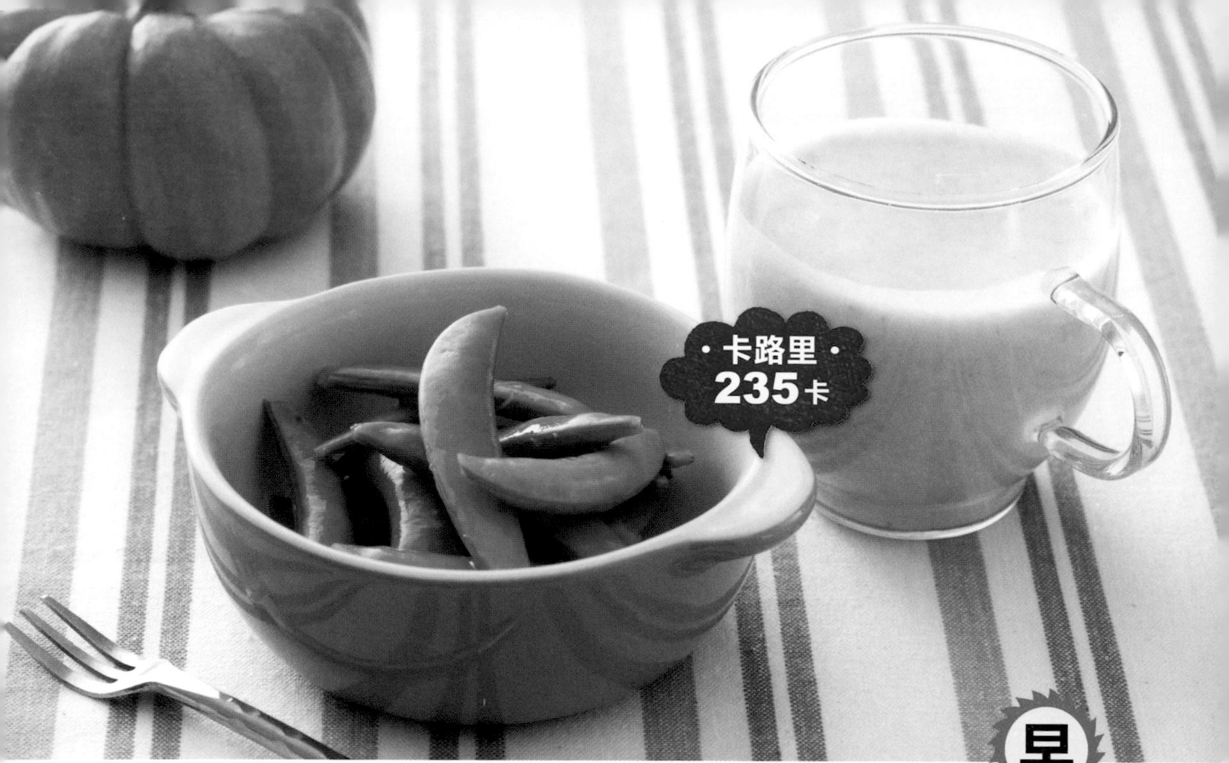

早

南瓜松子豆奶

蔬食

早餐來杯豆奶搭配碗豆莢，清爽又健康。這道菜我是以黃豆製做成豆漿，如果家中沒有調理機，也可以買無糖豆漿取代，效果一樣好！

材料

・黃豆20克　・南瓜50克
・松子1湯匙　・碗豆莢1飯碗

作法

1. 黃豆洗淨泡水隔夜，備用。
2. 南瓜洗淨切塊，碗豆莢蒂頭扭掉，洗淨備用。
3. 南瓜、黃豆入電鍋，外鍋放1／3杯水，蒸30分鐘至熟；碗豆莢燙熟備用。
4. 將蒸熟的南瓜、黃豆、松子加150CC水打成豆漿，搭配碗豆莢食用。

激瘦の食材 松子

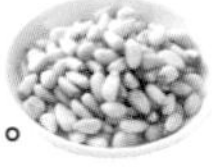

不飽和脂肪酸豐富，可降低膽固醇。

松子屬堅果類，它所含的不飽和脂肪酸有降低膽固醇、三酸甘油脂，可有效防止動脈硬化；而豐富的脂肪，能夠幫助潤腸通便，降低便秘的發生。

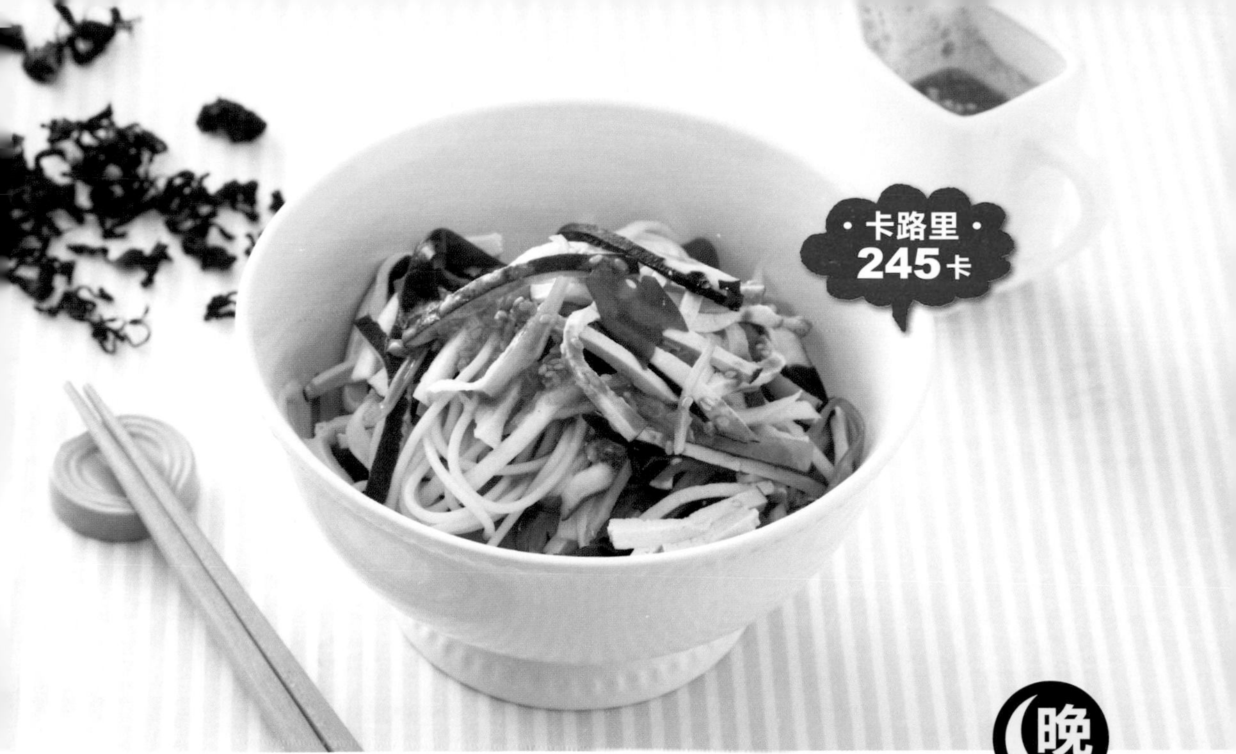

晚

干絲拌麵

蔬食

減肥吃乾拌麵也不用怕，我利用麻醬取代肥滋滋的肉燥，一樣香氣十足。麵條選用GI質較低的義大利麵，避免血糖一下子升高，吃起來更有咬勁。

材料

- 海帶芽少許
- 豆干絲1／2飯碗
- 香菇絲、芹菜絲、紅蘿蔔絲、筊白筍絲、細義大利麵各1／4飯碗
- 醬汁：白芝麻少許、麻醬1小匙、檸檬汁1小匙、薑末、鹽巴少許

作法

1. 將海帶芽泡開備用，義大利麵放入滾水中汆燙，煮熟泡冷水備用。
2. 將香菇、芹菜、紅蘿蔔、筊白筍洗淨切絲，燙熟備用，豆干絲過熱水備用。
3. 麻醬加3倍水調開，再加入檸檬汁、薑末、鹽巴調味。
4. 將所有食材擺盤，淋上醬汁即可食用。

激瘦の食材 豆干

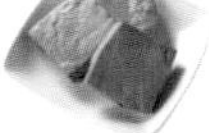

蛋白質營養豐富，有助體內燃脂。

豆干含豐富的蛋白質，能幫助燃燒熱量。此外，「皂角苷」成分，能抑制脂肪的吸收，促進脂肪分解，阻止動脈硬化的過氧化質產生。

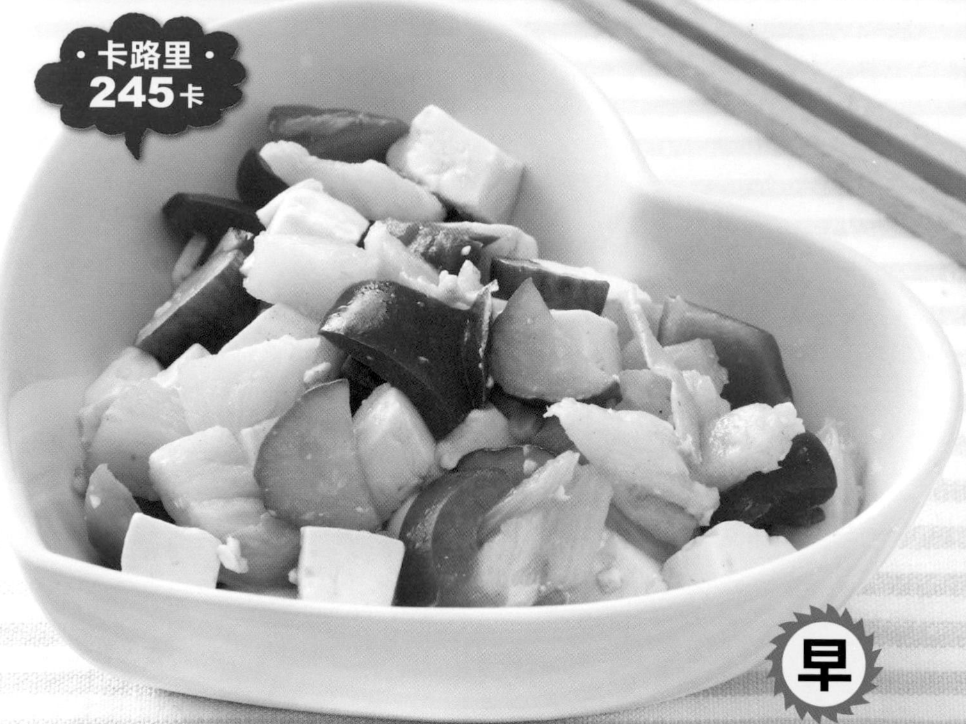

早

夏威夷豆腐煲

蔬食

以鳳梨搭配清爽的小黃瓜、紅椒，不僅能吃到鳳梨酵素，有助體內環保外，酸甜滋味，更是適合輕斷食日或晨起時享用。

材料

‧小黃瓜1條　‧紅椒1個
‧麻油1小匙　‧老薑2片
‧新鮮鳳梨1／3飯碗
‧雞蛋豆腐1／2個
‧鹽巴、胡椒粉少許

作法

❶ 小黃瓜、鳳梨、紅椒切成適口大小，豆腐切成1公分的小丁。
❷ 在砂鍋中，用小火以麻油炒香薑片，放入小黃瓜、鳳梨、紅椒稍微拌炒。
❸ 調味後加入豆腐，蓋上鍋蓋悶3分鐘即可起鍋。

激瘦の食材 鳳梨

特殊「分解酵素」幫助蛋白質消化吸收。

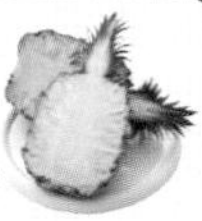

鳳梨含有16種以上的營養素，其中「蛋白分解酵素」最厲害，可以幫助肚裡的肉類蛋白質消化，讓身體好吸收。

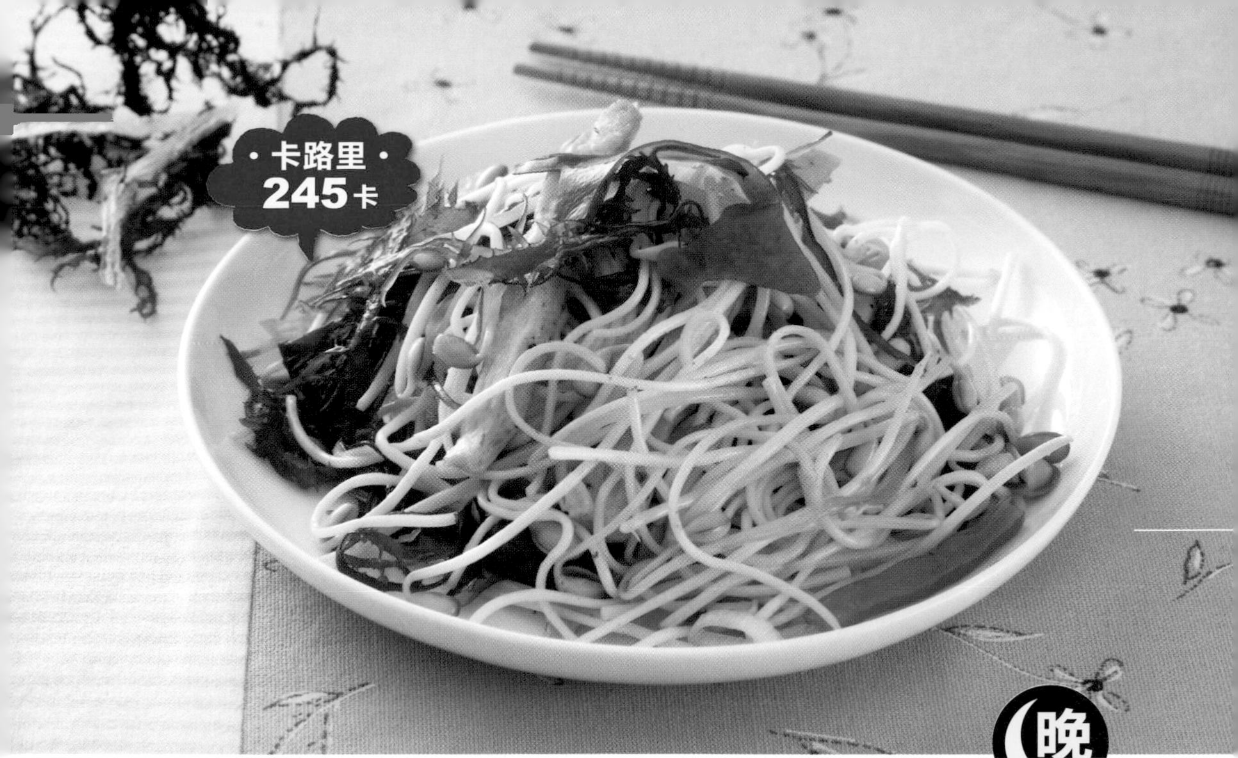

晚

豆芽海藻麵

蔬食

這道菜屬於涼拌麵，以綠豆芽和海藻增加份量和菜色的脆度，味道特別清甜爽口，搭配豆皮補充蛋白質，讓麵看起來大碗又豐盛。

材料

- 濕豆皮1塊
- 豆芽菜1／2飯碗
- 拉麵50克
- 香油1小匙
- 老薑2片
- 鹽、蔥花少許
- 天然海藻沙拉1／2飯碗

作法

1. 豆皮切條狀、海藻用冷水泡開、豆芽菜洗淨備用。
2. 煮一鍋滾水，將拉麵放入煮熟，撈起拌香油，放涼備用。
3. 在平底鍋不加油煎香豆皮，加入豆芽菜稍微拌炒後加入拉麵。
4. 調味後熄火，加入海藻稍微拌勻，即可起鍋。

激瘦の食材 豆芽菜

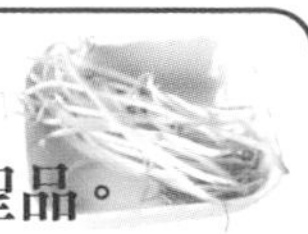

維他命C比奇異果多，是減重美白聖品。

豆芽菜又名如意菜，在發芽過程中澱粉與蛋白質會減少，但相對的會產生高量維生素C。豆芽菜除了維他命C含量高外，鉀含量也不少，是排水消腫的好食材。

早

女神沙拉

蔬食

減肥經常吃沙拉也會膩，就改變沾醬吧！我特製的「女神沙拉」搭配「酪梨沾醬」不僅吃得到營養，還有甜膩、奶油的口感，是最受女生喜歡的沙拉菜色之一。

材料

- 木瓜／2飯碗
- 水煮蛋1個
- 玉米筍、綠花椰、紅甜椒共1飯碗
- 醬料：酪梨1／4飯碗、腰果1小匙、低脂牛奶50CC

作法

1. 製作醬料：將醬料的材料放入果汁機打至粉碎即可。
2. 木瓜去皮切成適口大小，水煮蛋切丁備用。
3. 將玉米筍、綠花椰、紅甜椒洗淨，切成適口大小後，放入滾水中汆燙。食材擺盤後，沾著醬料即可。

激瘦の食材 腰果

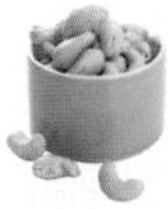

含有omega3脂肪酸，助燃肥胖部位。

腰果屬堅果類食物，雖然熱量高，但因含有不飽和脂肪酸——omega3，可以降低體內壞的膽固醇，我建議嘴饞時，可以吃1小匙，用堅果代替巧克力和薯條當零食，可有效防止肥胖。它會幫你燃燒身上最肥胖部位的脂肪。

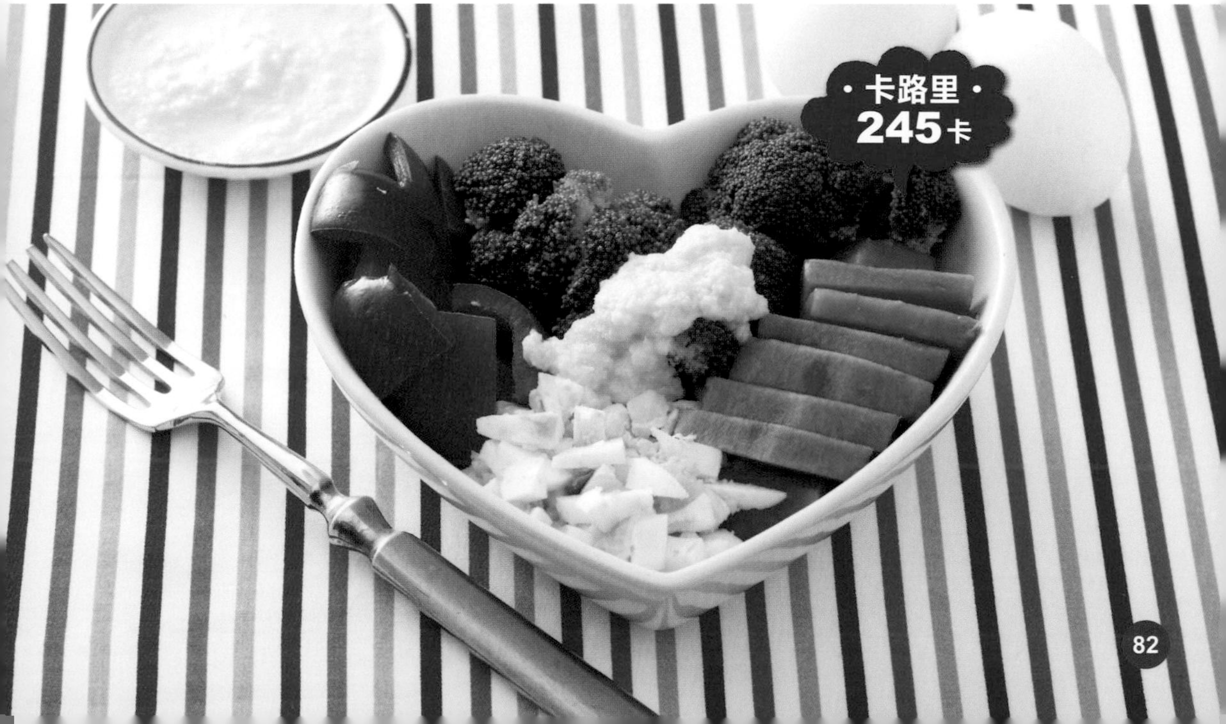

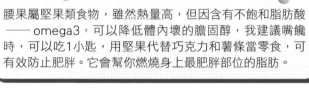

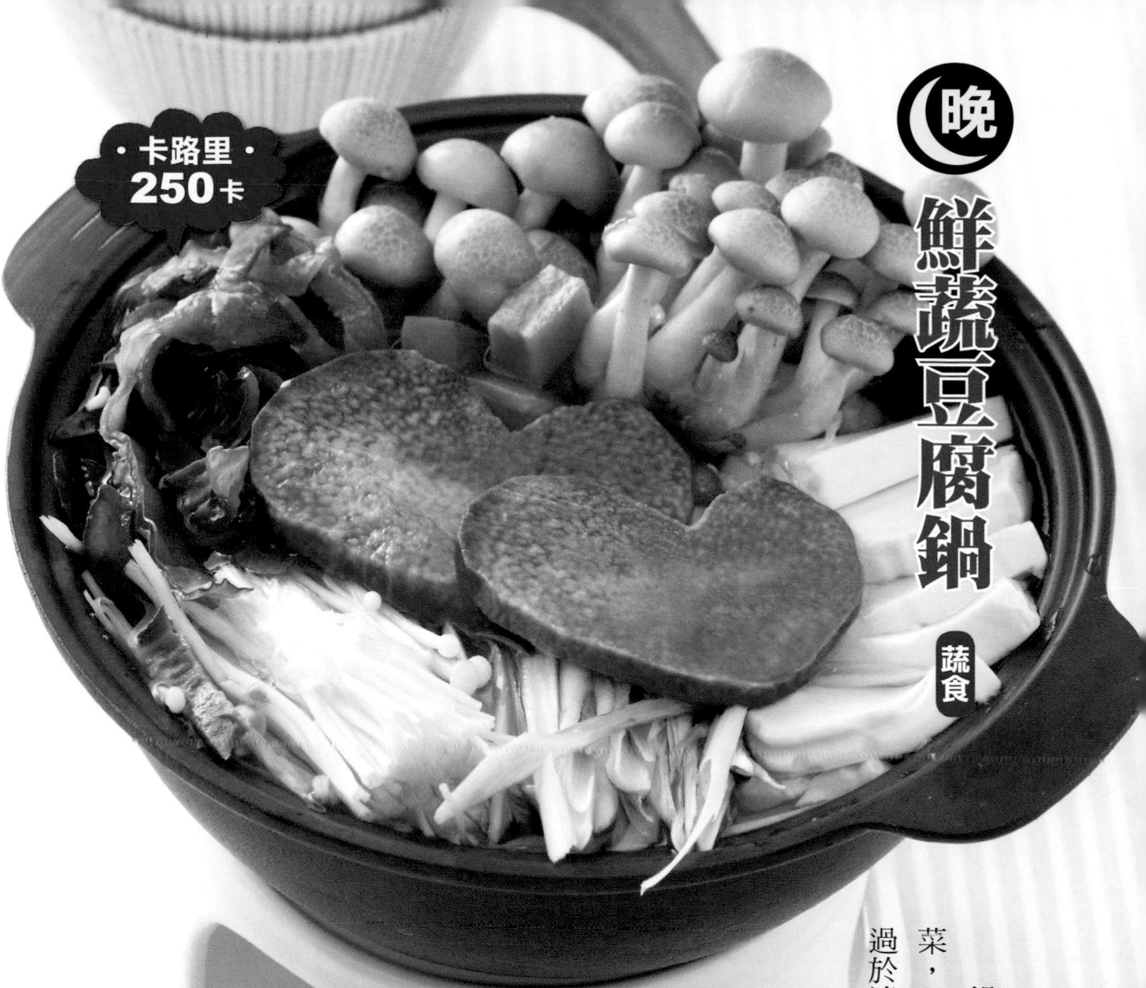

・卡路里・
250卡

晚

鮮蔬豆腐鍋

蔬食

鍋類是減肥的首選，因為可以吃到較大量的蔬菜，且多以清燙的方式，熱量又低，如果覺得湯頭過於清淡，可加點柴魚片熬煮，就很有日式風味。

材料

- 紫山藥1/4飯碗
- 蒜苗1支
- 豆腐1/2塊
- 紅蘿蔔、黑木耳、金針菇、柳松菇共1飯碗
- 香油1小匙、鹽少許

作法

1. 紫山藥、紅蘿蔔切成適口大小，黑木耳、蒜苗洗淨切絲備用。
2. 起一鍋滾水，依序放入紫山藥、紅蘿蔔、黑木耳、豆腐、菇類。
3. 待食材都熟透後即可熄火，灑上蒜苗、香油及鹽調味即可食用。

激瘦の食材 紫山藥

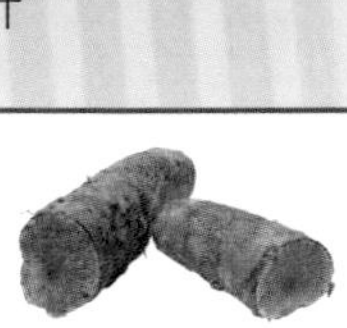

富有「花青素」抗氧化力極佳。

山藥內含有水溶性纖維「甘露糖」易有飽足感，此外，含鉀與「皂苷」，能將體內多餘的鈉排出，預防高血壓；而紫山藥具有「花青素」有抗發炎及延緩老化的功效。

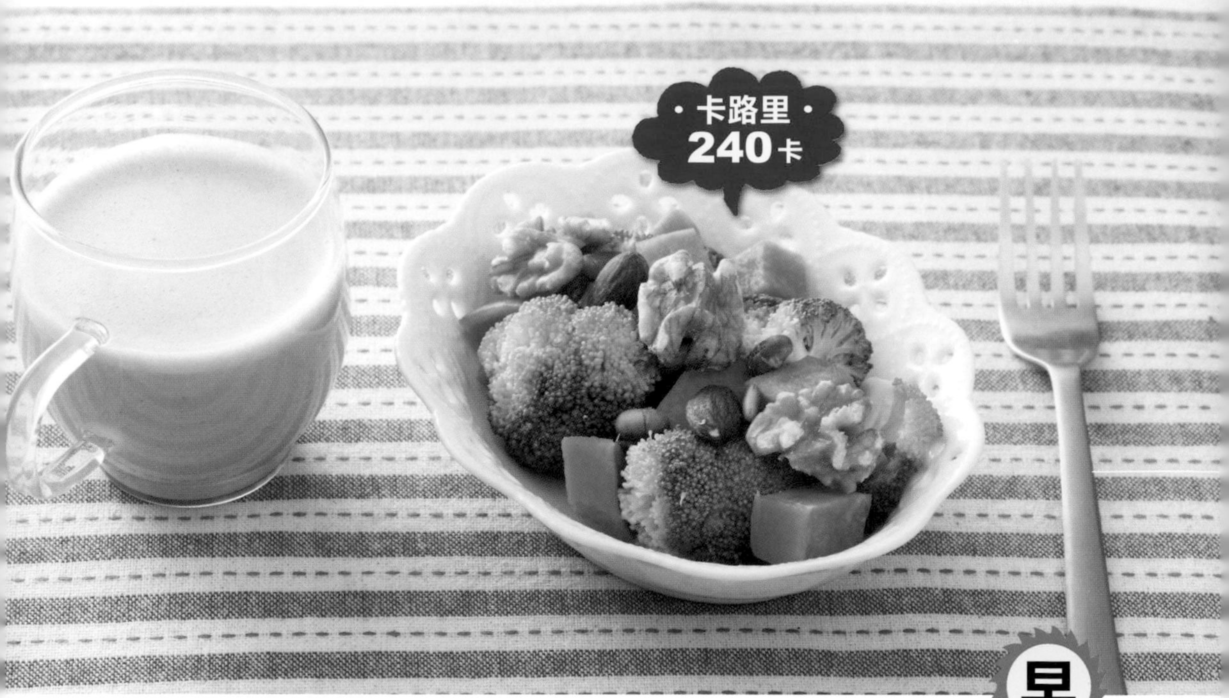

早

鮮蔬豆奶餐

豐胸

本書強調瘦身不減胸，因此我特別調配豐胸飲品，早晨喝1杯補充足夠蛋白質，不僅能瘦，還能維持胸部彈性。

材料

- 綜合堅果1湯匙
- 低脂牛奶100CC
- 紫山藥1/4飯碗
- 無糖豆漿50CC
- 紅蘿蔔、花椰菜共1飯碗

作法

1. 將低脂牛奶與豆漿、山藥削皮切小丁，倒入果汁機打至均勻粉碎，倒出。
2. 紅蘿蔔與花椰菜洗淨切適口大小，汆燙至熟，灑上綜合堅果即可食用。

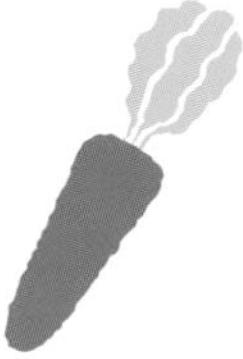

豐胸の食材 綜合堅果

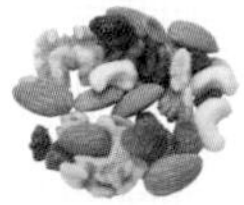

擁有複合營養，幫助胸部發育。

堅果多半含有優良脂質，但每種堅果又富含不同營養，每天吃1匙綜合堅果，可補充維生素B群、維生素E，使胸部發育、肌膚滑嫩。

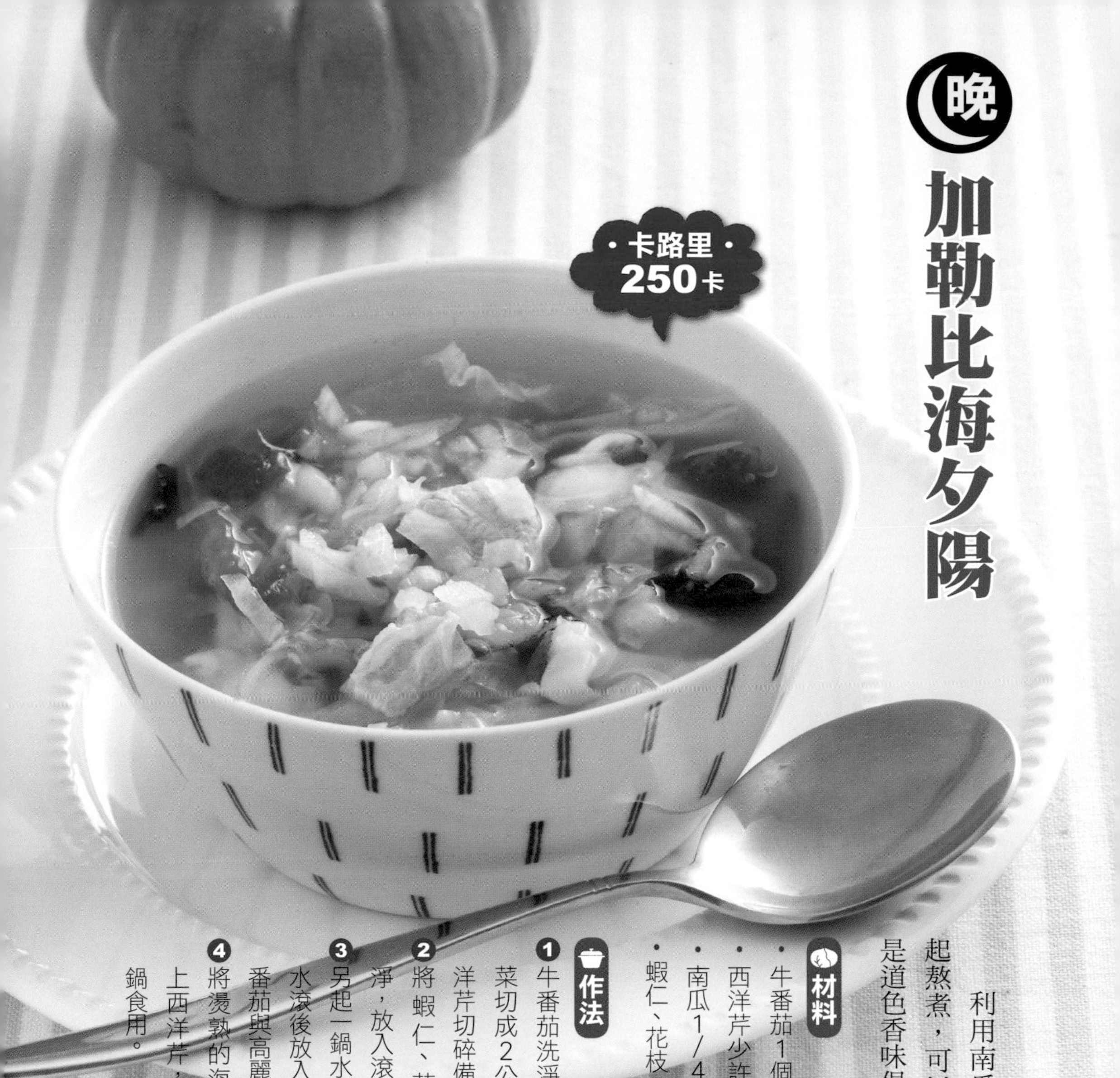

晚 加勒比海夕陽

・卡路里・250卡

利用南瓜，牛番茄搭配蔬菜和海鮮一起熬煮，可以吃到蔬菜甜和海鮮的美味，是道色香味俱全的菜餚。

材料

- 牛番茄1個
- 高麗菜1.5飯碗
- 西洋芹少許
- 柴魚片少許
- 南瓜1/4飯碗
- 鹽少許
- 蝦仁、花枝、鮭魚片共半飯碗

作法

1. 牛番茄洗淨切成8片，高麗菜切成2公分大小片狀，西洋芹切碎備用。
2. 將蝦仁、花枝、鮭魚片洗淨，放入滾水中汆燙，備用。
3. 另起一鍋水，倒入2碗水量，水滾後放入柴魚片、南瓜、牛番茄與高麗菜，煮至軟爛。
4. 將燙熟的海鮮加入鍋中，撒上西洋芹，加鹽調味即可起鍋食用。

激瘦の食材 南瓜 熱量低，可抑制飢餓感。

100公克的南瓜中，含水分90.8%，熱量僅24大卡，脂肪也只有0.2公克。所以吃南瓜可平衡血糖抑制饑餓感。

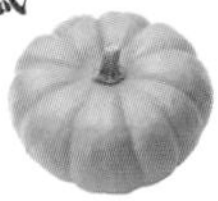

早

營養青木瓜

豐胸

「營養青木瓜」是以青木瓜和皇帝豆拌炒，不僅風味獨特，還能吃到青木瓜營養，可維持胸型，對胸部堅挺緊緻也很有幫助。

材料

- 皇帝豆1／2飯碗
- 青木瓜1大飯碗
- 秋葵3支
- 瘦肉片35克
- 麻油1小匙
- 薑2片
- 鹽少許

作法

❶ 將青木瓜切成絲或適口大小、秋葵切段。

❷ 起油鍋裡丟入薑片，將青木瓜、皇帝豆煮拌炒至熟透。

❸ 加入瘦肉片、秋葵煮熟，加鹽調味拌均匀，即可食用。

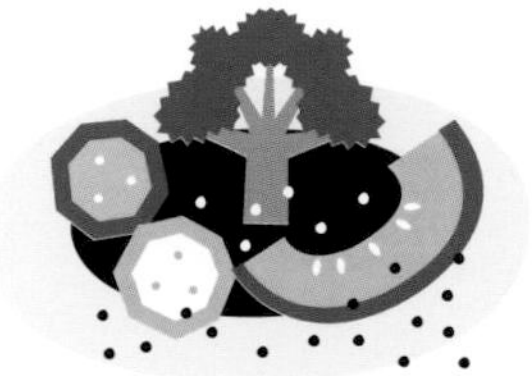

豐胸の食材 青木瓜

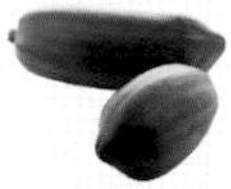

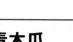

擁有複合營養，幫助胸部發育。

青木瓜內含豐富的木瓜酵素，是成熟木瓜的2倍，可以分解蛋白質，有助於身體對蛋白質的吸收，搭配高蛋白食材，豐胸效果最佳。

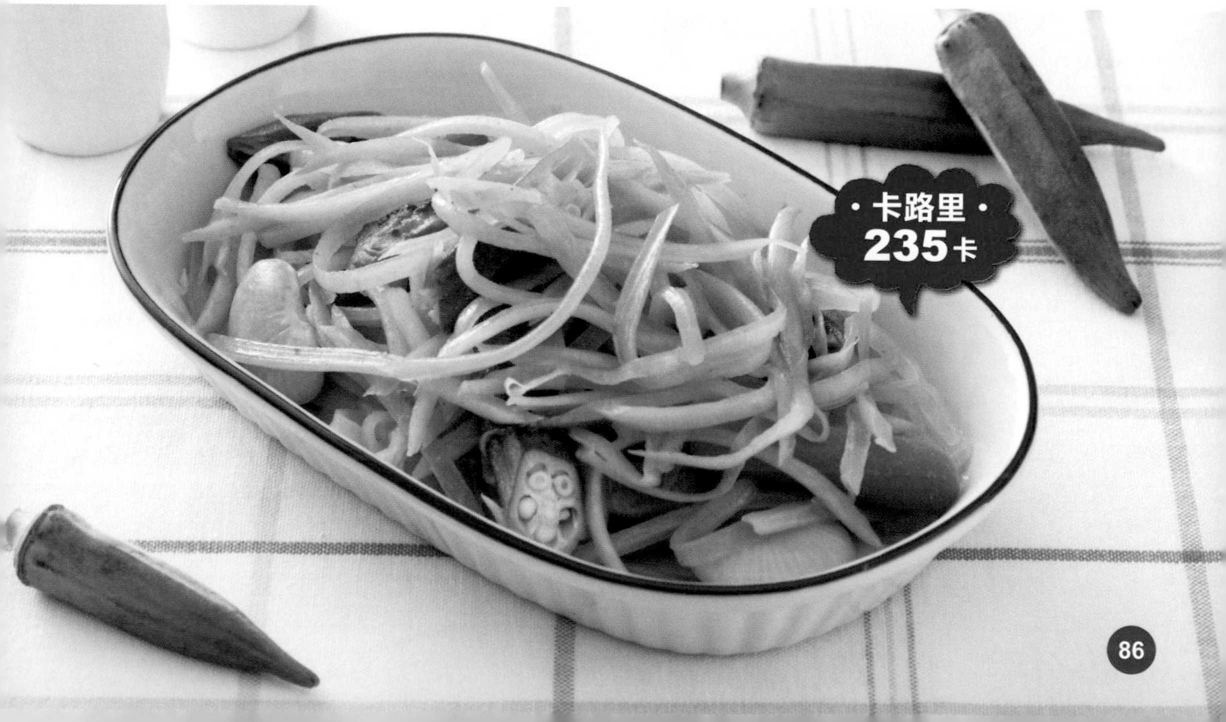

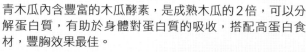

晚

麻醬豆腐鍋

蔬食

先前介紹的「鮮蔬豆腐鍋」（第83頁）是以白開水為湯底，如果喜歡重口味的人，可以加點麻醬提味，但就不需再加鹽，以免鈉含量太高容易水腫。

材料

- 茄子1／3飯碗
- 杏鮑菇1／3飯碗
- 芋頭1／4飯碗
- 玉米筍1／3飯碗
- 和風醬油1／2湯匙
- 豆腐1／2塊
- 蘆筍1／3飯碗
- 麻醬1小匙

作法

1. 將茄子、杏鮑菇、蘆筍、玉米筍、豆腐、芋頭削皮洗淨，切成適口大小。
2. 麻醬加2倍水稀釋拌勻，備用。
3. 在湯鍋中，先加1碗水煮熟茄子、杏鮑菇、蘆筍、玉米筍、豆腐、芋頭，再加入調好的麻醬與醬油，即可食用。

激瘦の食材 芋頭

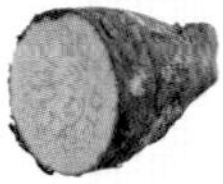

纖維質是白飯4倍，易有飽足感。

芋頭含有高澱粉質、但纖維質含量是白飯的4倍，只要吃一點就有飽足感，而豐富的膳食纖維可將多餘廢物排出而有瘦身功效。

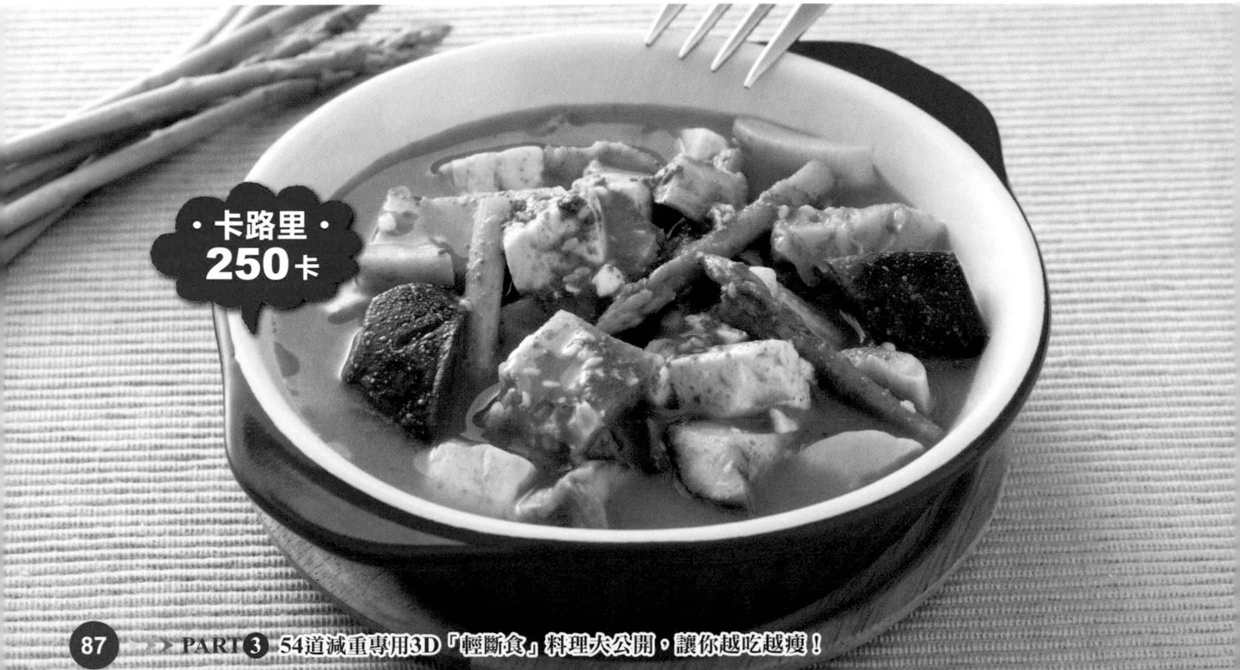

・卡路里・
250卡

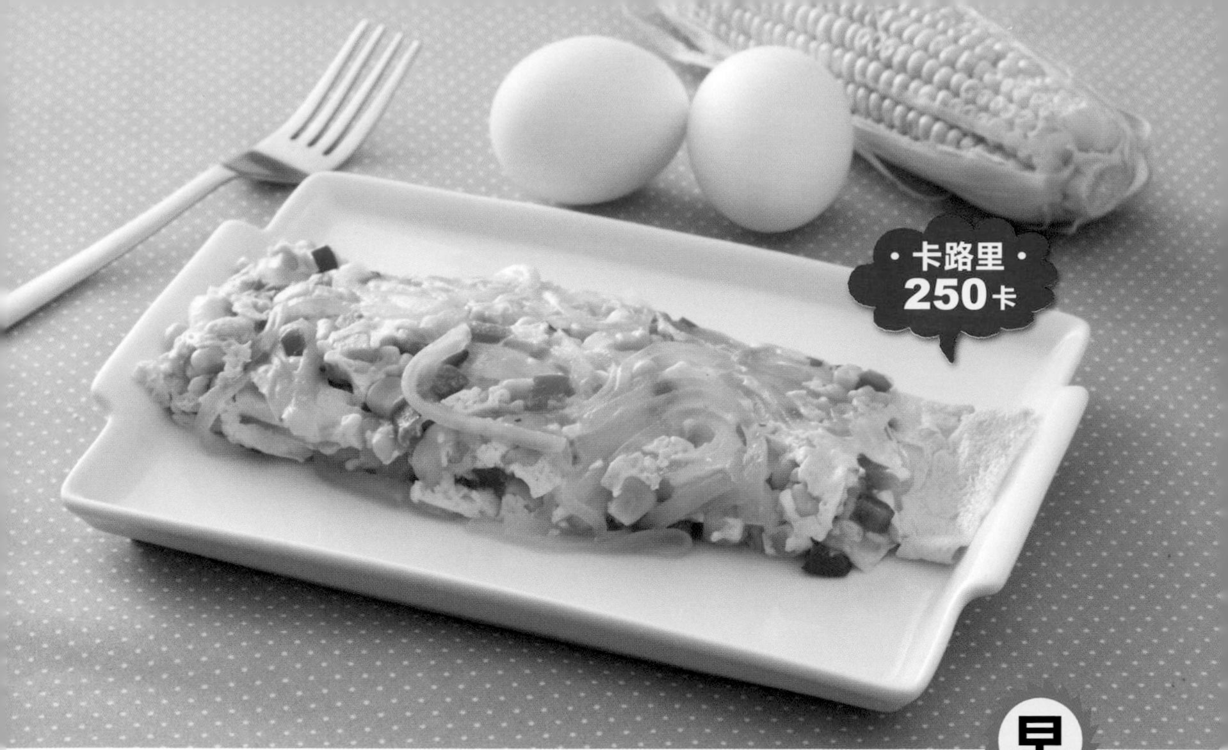

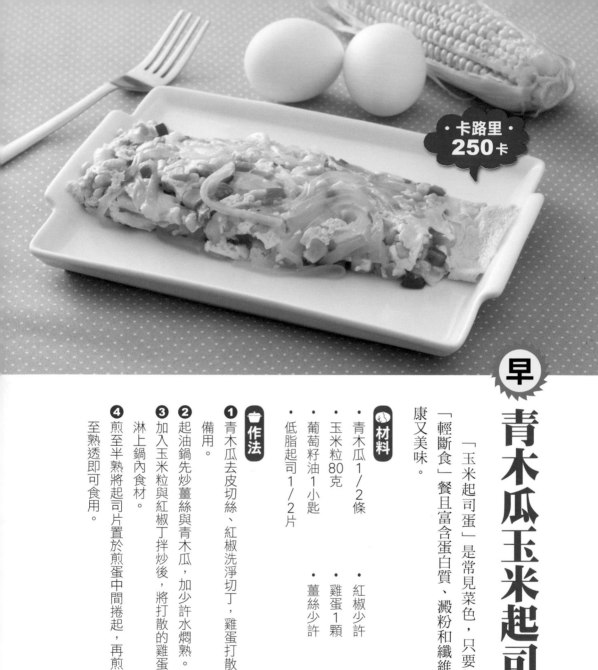

早

青木瓜玉米起司蛋捲

豐胸

「玉米起司蛋」是常見菜色，只要加上蔬菜就變身為「輕斷食」餐且富含蛋白質、澱粉和纖維質等營養，絕對健康又美味。

材料

- 青木瓜1／2條
- 玉米粒80克
- 葡萄籽油1小匙
- 低脂起司1／2片
- 紅椒少許
- 雞蛋1顆
- 薑絲少許

作法

1. 青木瓜去皮切絲、紅椒洗淨切丁，雞蛋打散備用。
2. 起油鍋先炒薑絲與青木瓜，加少許水燜熟。
3. 加入玉米粒與紅椒丁拌炒後，將打散的雞蛋淋上鍋內食材。
4. 煎至半熟將起司片置於煎蛋中間捲起，再煎至熟透即可食用。

豐胸の食材 起司

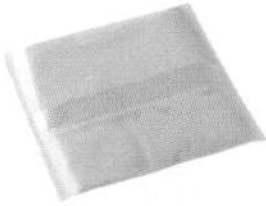

豐富蛋白質，促進乳泡脹大。

起司是屬奶製品，含有豐富的蛋白質和鈣，有助於合成胸部的脂肪，促進乳泡脹大，刺激女性荷爾蒙分泌！

晚

蓮子蛤蠣煲

豐胸

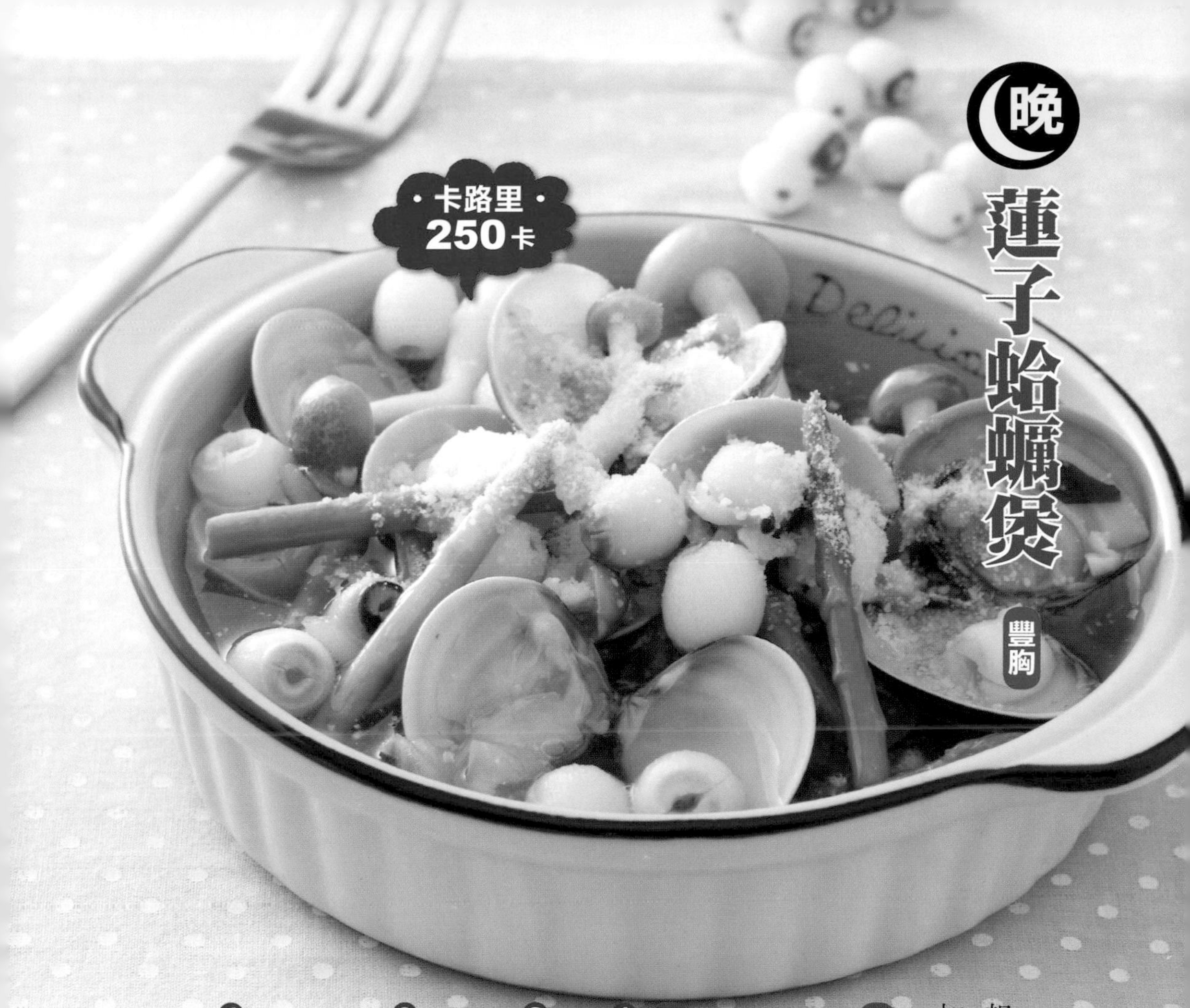

這道菜是以蓮子、蛤蠣為主角，搭配起司粉，吃起來飄散淡淡奶香味。我特別加上蘆筍，有助激發女性荷爾蒙分泌。

材料

- 蘆筍、蛤蠣各1飯碗
- 洋蔥丁少許
- 新鮮蓮子1/4飯碗
- 起司粉、蒜粉少許
- 葡萄籽油1小匙

作法

1. 蘆筍切段備用、蛤蠣吐沙備用。
2. 在炒鍋上倒入葡萄籽油，小火炒香與洋蔥丁、蒜粉、起司粉。
3. 加入1.5碗水，待水滾後放入蓮子，蓋上鍋蓋燜5分鐘，待蓮子熟透後。
4. 加入蘆筍與蛤蠣，待蛤蠣都開了後即可熄火起鍋。

豐胸の食材 蓮子

含B群與鈣質，是天然的舒壓劑。

蓮子富含B群與鈣質，其中的鈣質更富有「天然神經穩定劑」之美譽，讓妳安穩睡眠有助荷爾蒙分泌平衡，還可改善經前症候群。

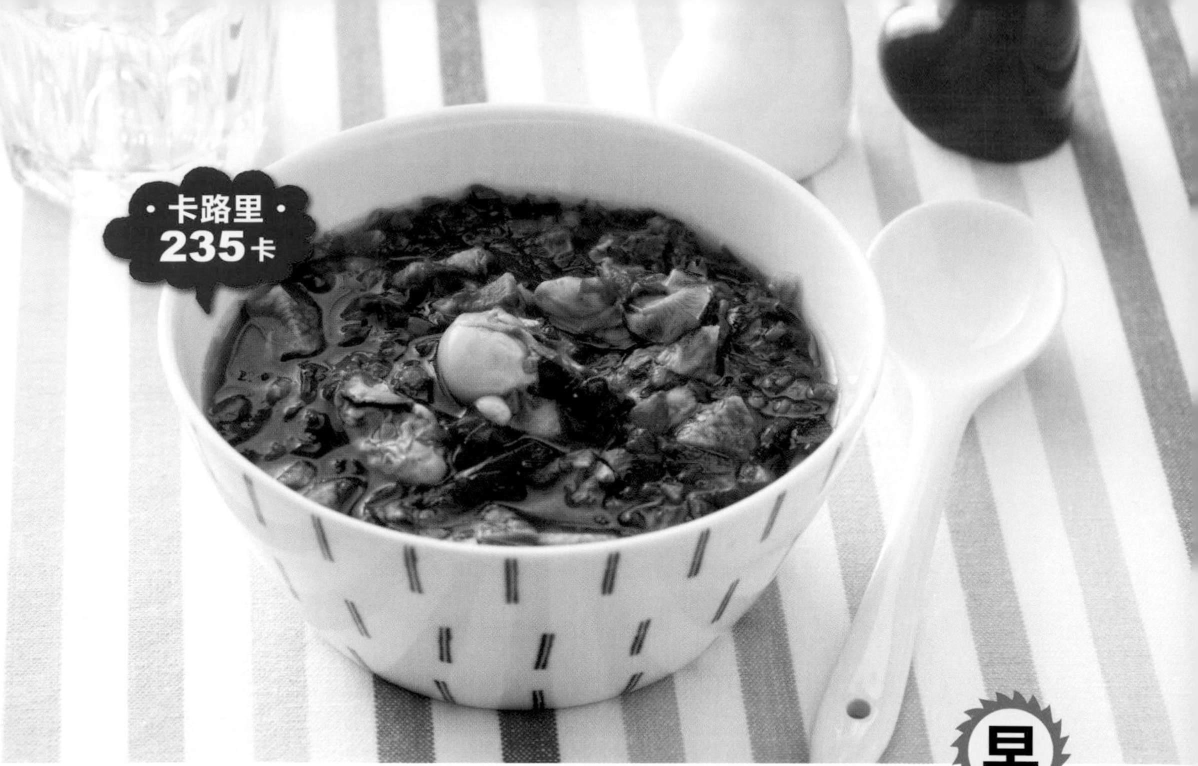

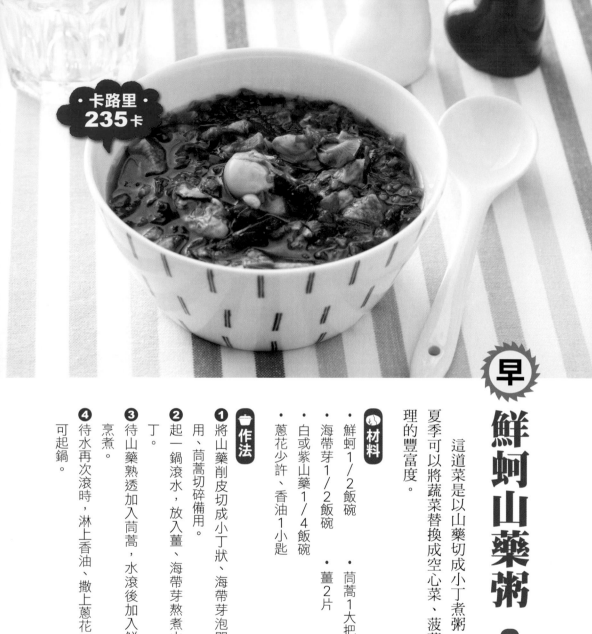

早

鮮蚵山藥粥

豐胸

這道菜是以山藥切成小丁煮粥，搭配牡蠣和茼蒿烹煮；夏季可以將蔬菜替換成空心菜、菠菜等深綠色青菜，增加料理的豐富度。

材料

- 鮮蚵1/2飯碗
- 茼蒿1大把
- 海帶芽1/2飯碗
- 薑2片
- 白或紫山藥1/4飯碗
- 蔥花少許、香油1小匙

作法

1. 將山藥削皮切成小丁狀、海帶芽泡開備用、茼蒿切碎備用。
2. 起一鍋滾水，放入薑、海帶芽熬煮山藥丁。
3. 待山藥熟透加入茼蒿，水滾後加入鮮蚵烹煮。
4. 待水再次滾時，淋上香油、撒上蔥花，即可起鍋。

豐胸の食材 山藥

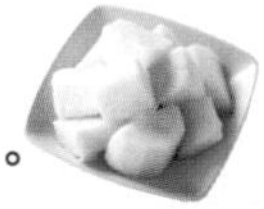

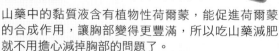

特殊黏液，含有植物性荷爾蒙。

山藥中的黏質液含有植物性荷爾蒙，能促進荷爾蒙的合成作用，讓胸部變得更豐滿，所以吃山藥減肥就不用擔心減掉胸部的問題了。

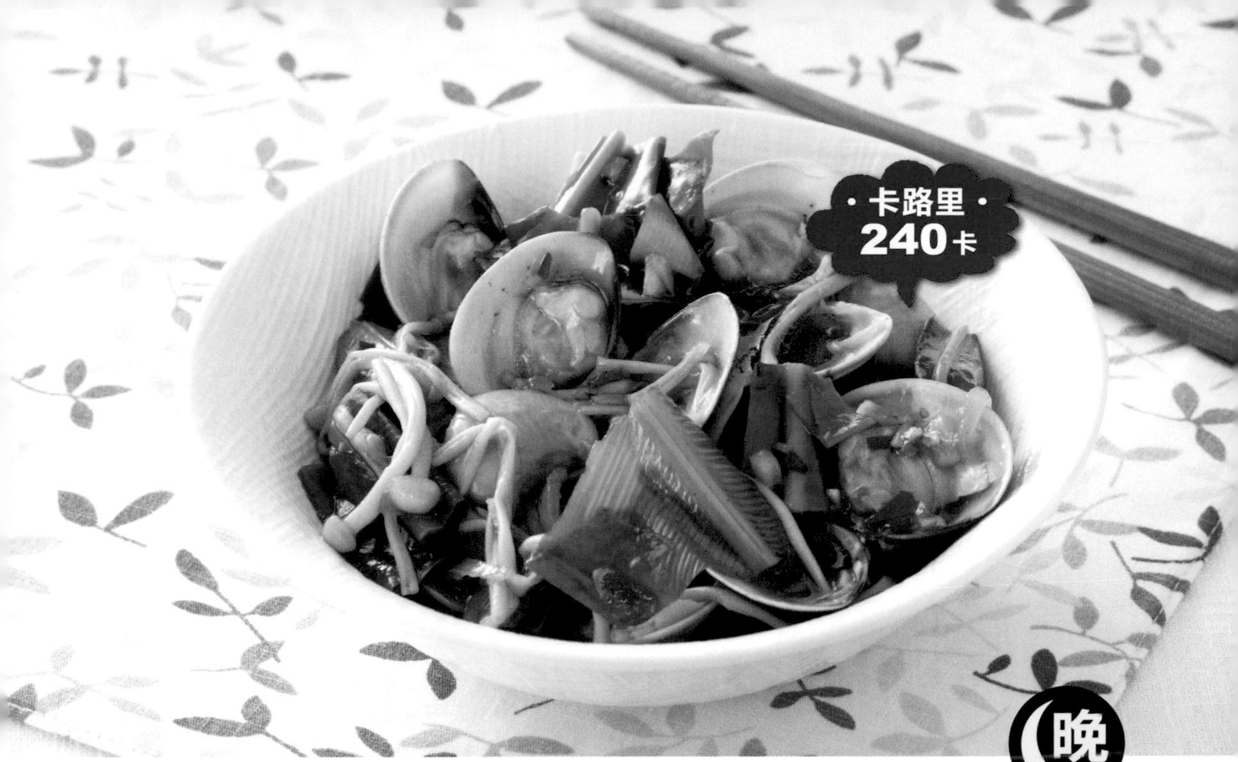

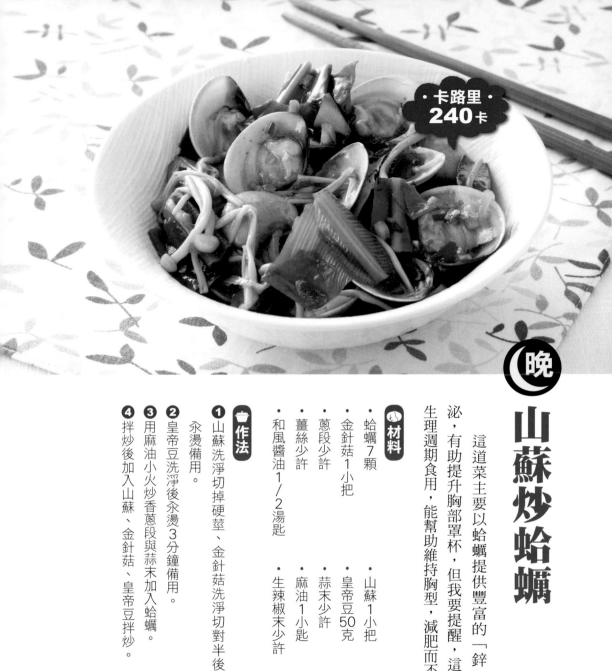

晚

山蘇炒蛤蠣

這道菜主要以蛤蠣提供豐富的「鋅」來刺激荷爾蒙分泌，有助提升胸部罩杯，但我要提醒，這些豐胸料理可以在生理週期食用，能幫助維持胸型，減肥而不減胸。

材料

- 蛤蠣7顆
- 山蘇1小把
- 金針菇1小把
- 皇帝豆50克
- 蔥段少許
- 蒜末少許
- 薑絲少許
- 麻油1小匙
- 和風醬油1/2湯匙
- 生辣椒末少許

作法

1. 山蘇洗淨切掉硬莖、金針菇洗淨切對半後汆燙備用。
2. 皇帝豆洗淨後汆燙3分鐘備用。
3. 用麻油小火炒香蔥段與蒜末加入蛤蠣。
4. 拌炒後加入山蘇、金針菇、皇帝豆拌炒。

豐胸の食材 蛤蠣

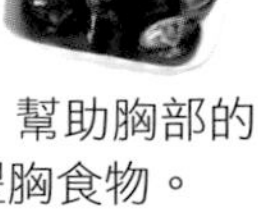

豐富蛋白質，促進乳泡脹大。

海鮮多含有「鋅」可以刺激荷爾蒙分泌，幫助胸部的發育以及皮膚的光滑不鬆垮，是很好的豐胸食物。

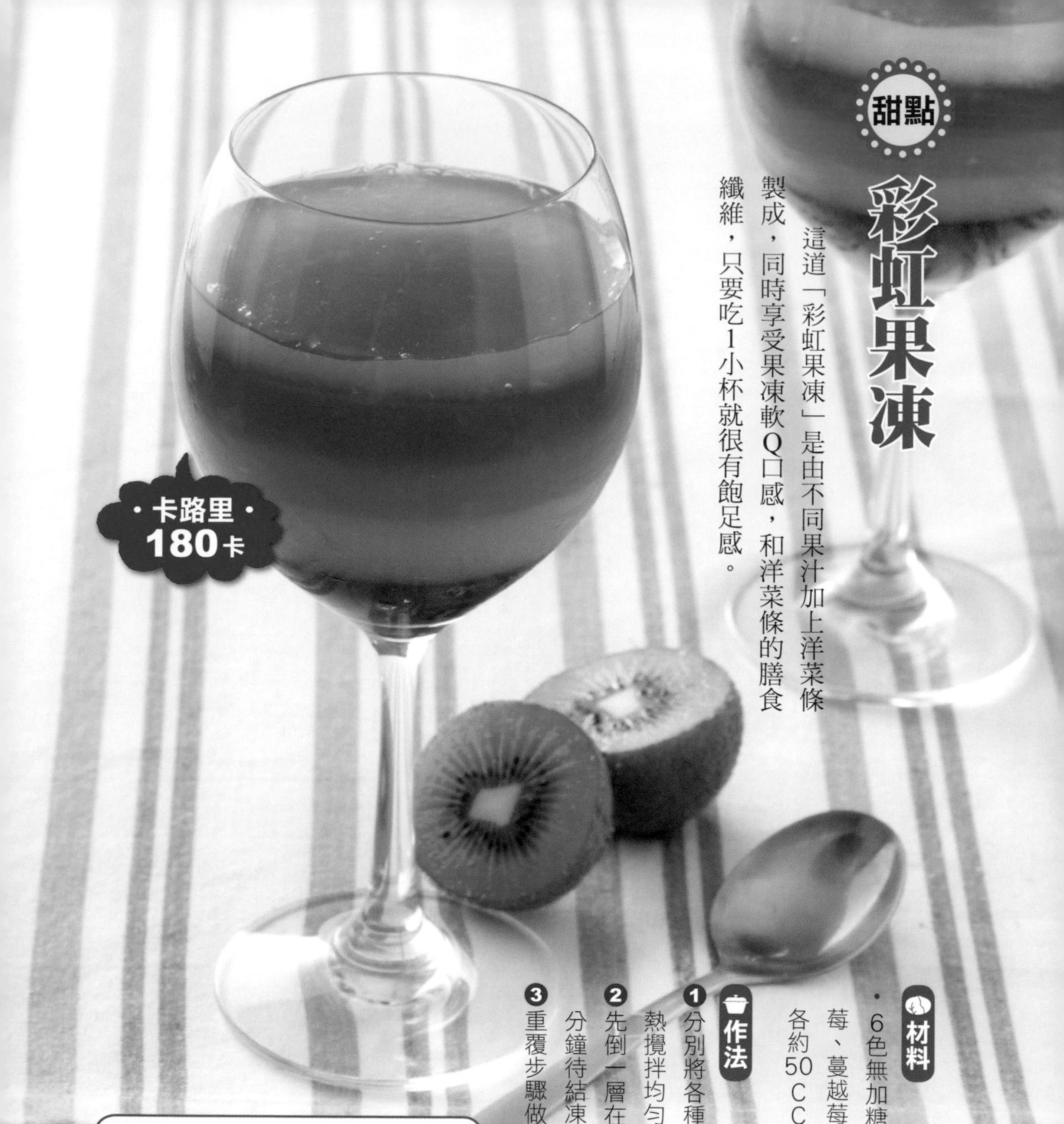

甜點

彩虹果凍

這道「彩虹果凍」是由不同果汁加上洋菜條製成，同時享受果凍軟Q口感，和洋菜條的膳食纖維，只要吃1小杯就很有飽足感。

・卡路里・
180卡

材料

・6色無加糖果汁（白葡萄、柳橙、藍莓、蔓越莓、紅葡萄汁、奇異果汁）各約50CC、洋菜條6克

作法

1. 分別將各種果汁加入洋菜條1克，加熱攪拌均勻至洋菜溶解。
2. 先倒一層在杯底，放入冰箱約3至4分鐘待結凍後。
3. 重覆步驟做出後續幾層果凍即可。

激瘦の食材 奇異果

獨特酵素，助脂肪排出。

奇異果有獨特奇異酵素，與豐富水溶性纖維，餐前食用可藉由水溶性纖維，包覆餐點中的脂肪，且不被人體吸收，順利排出體外。

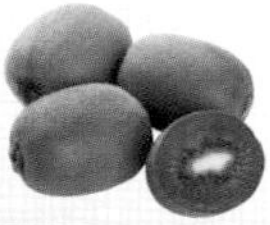

甜點

水果優格

市售優格風味較少，如果買水果口味又擔心糖加太多。可以自己動手加點莓果、水果，豐富優格口味，從中獲得更多營養。

材料

- 香蕉半根
- 原味優格50克
- 覆盆莓1湯匙
- 火龍果1／2飯碗
- 藍莓1湯匙

作法

1. 香蕉、0.5湯匙覆盆莓、0.5湯匙藍莓與原味優格入果汁機打勻，倒入準備好的高腳杯中。
2. 火龍果挖成球狀後與剩下的莓果置於優格上面即可食用。

激瘦の食材 覆盆莓

獨特酵素，幫助腹部脂肪排出體外。

覆盆莓富含「可溶性膳食纖維果膠」能包覆脂肪並排出體外，特殊的「烯酮素」可減少脂肪形成，燃燒熱量，促進新陳代謝，具有減肥功效。

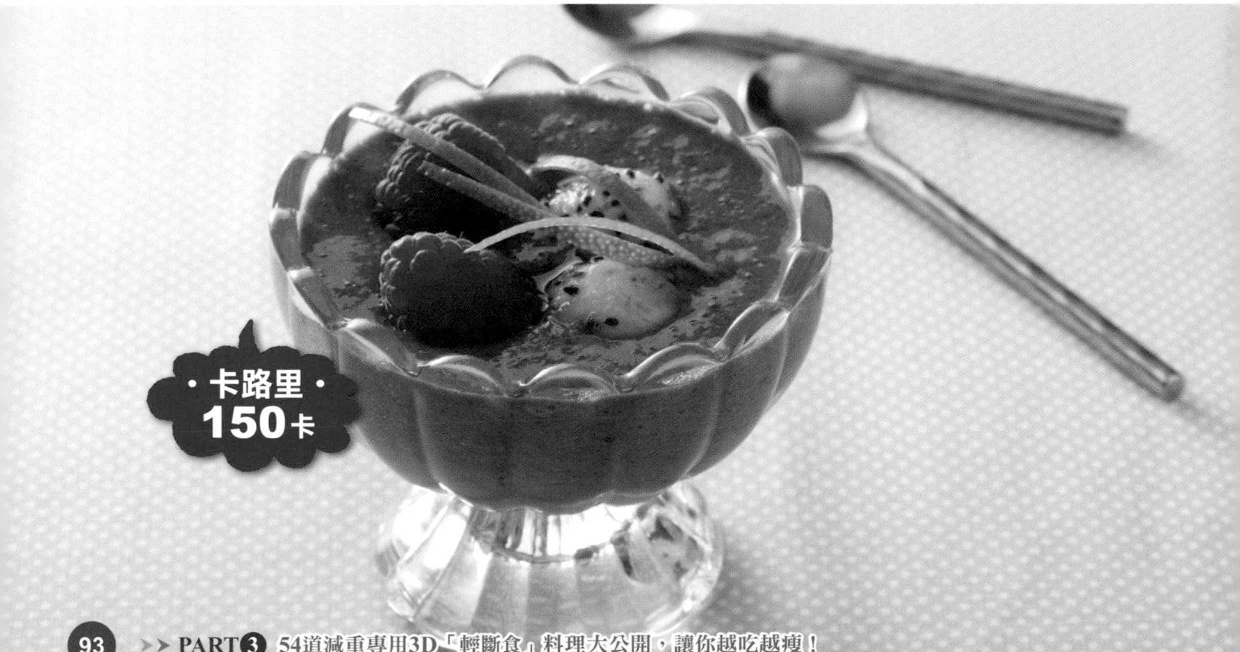

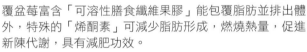

・卡路里・
150卡

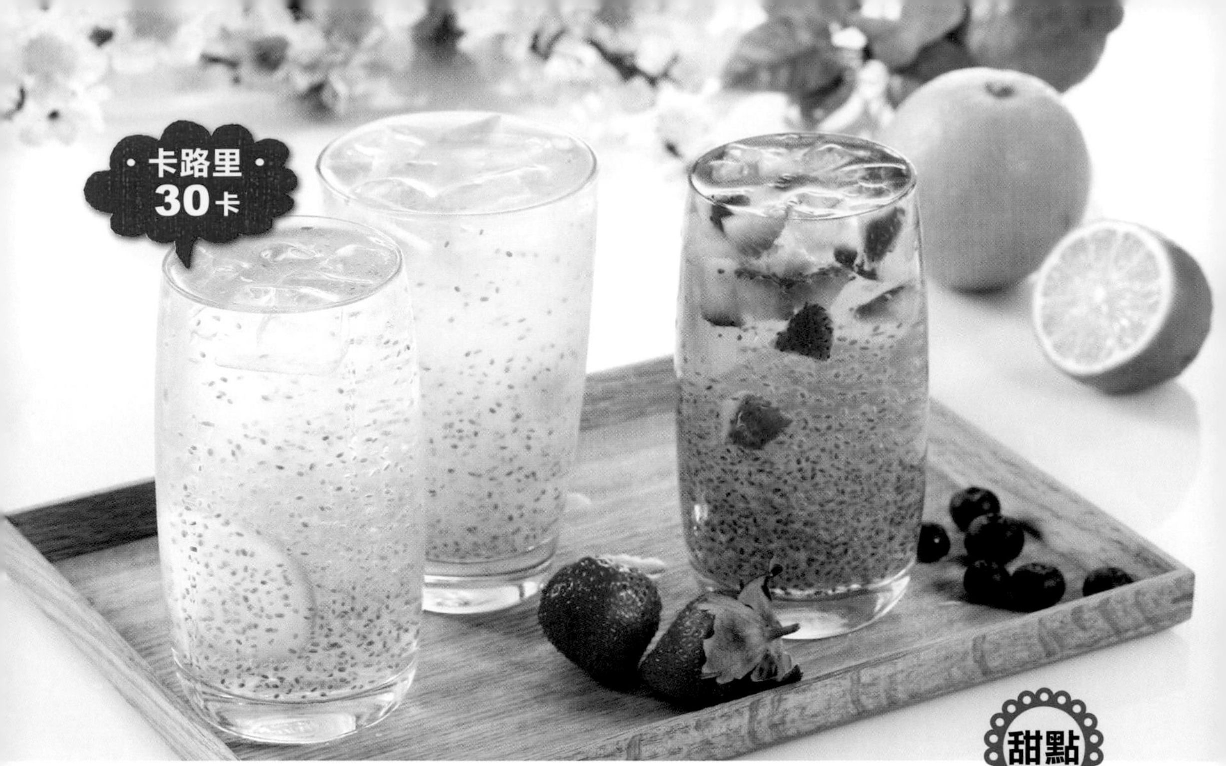

甜點

奇亞籽鮮果飲

嘴饞時難免想喝微甜飲料，可用開水加上自己喜歡的水果，搭配具有豐富膳食纖維的奇亞籽（奇異籽）QQ的口感可以代替珍珠飲料，也不怕增加熱量，隨手DIY，調出屬於個人風味的水果飲品。

材料

- 奇亞籽（奇異籽）1湯匙(約10～20克)為一天建議使用量
- 檸檬片1片、柳橙、草莓果粒少許
- 熱水50CC
- 涼水200CC
- 檸檬1顆
- 代糖1小匙

作法

1. 選自己喜歡的杯子，放1湯匙的奇亞籽（奇異籽）於杯中。
2. 倒入熱水泡開，加1小匙代糖拌勻。
3. 再放入涼開水，將自己喜歡的水果，例如柳橙、草莓等切丁、加入水中。
4. 最後，擠入檸檬汁，增加酸甜香氣。

激瘦の食材　奇亞籽（奇異籽）

易有飽足感、幫助排便順暢。

奇亞籽（奇異籽）泡水後會吸水膨脹，且富含膳食纖維，不僅可增加飽足感，嘴饞的時候也可做為下午茶點心或宵夜食用，並使排便順暢，做好體內環保。

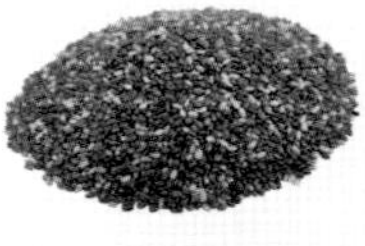

甜點

粉紅甜心

「粉紅甜心」是自製牛奶布丁，加上草莓、紅火龍果，不僅顏色漂亮，滋味酸甜，是多數女孩最喜歡的甜點之一。當然，也可依個人喜愛、季節變換不同水果。

材料

- 草莓80克
- 紅色火龍果20克
- 洋菜條5克
- 低脂鮮奶１００CC
- 代糖１小匙

作法

1. 草莓、火龍果加２倍水、１小匙代糖與泡開洋菜條３克煮至草莓呈半透明狀，稍微放冷。
2. 低脂鮮奶１００CC加入泡開洋菜條２克，小火煮至洋菜條溶解，稍微放冷。
3. 草莓與低脂鮮奶一起輕輕地倒入杯，不需攪拌，移至冰箱冷藏至少４小時即可食用。

激瘦の食材　紅色火龍果

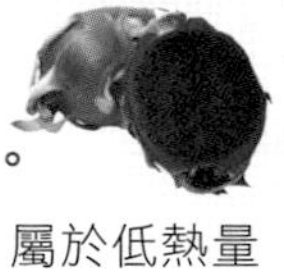

含有維生素C群，有助降血糖、減脂。

每100克火龍果大約含有60卡路里的熱量，屬於低熱量水果。火龍果還含有豐富維他命C對減肥很有利。另外，大量膳食纖維可以幫助平衡血糖，降低膽固醇。

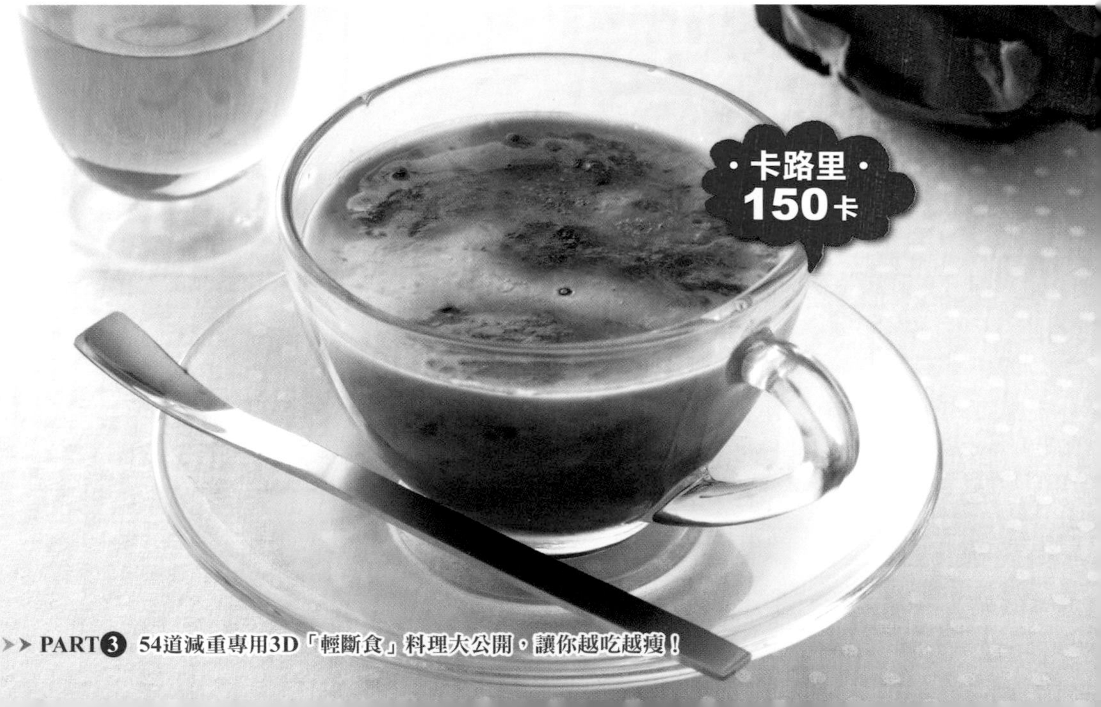

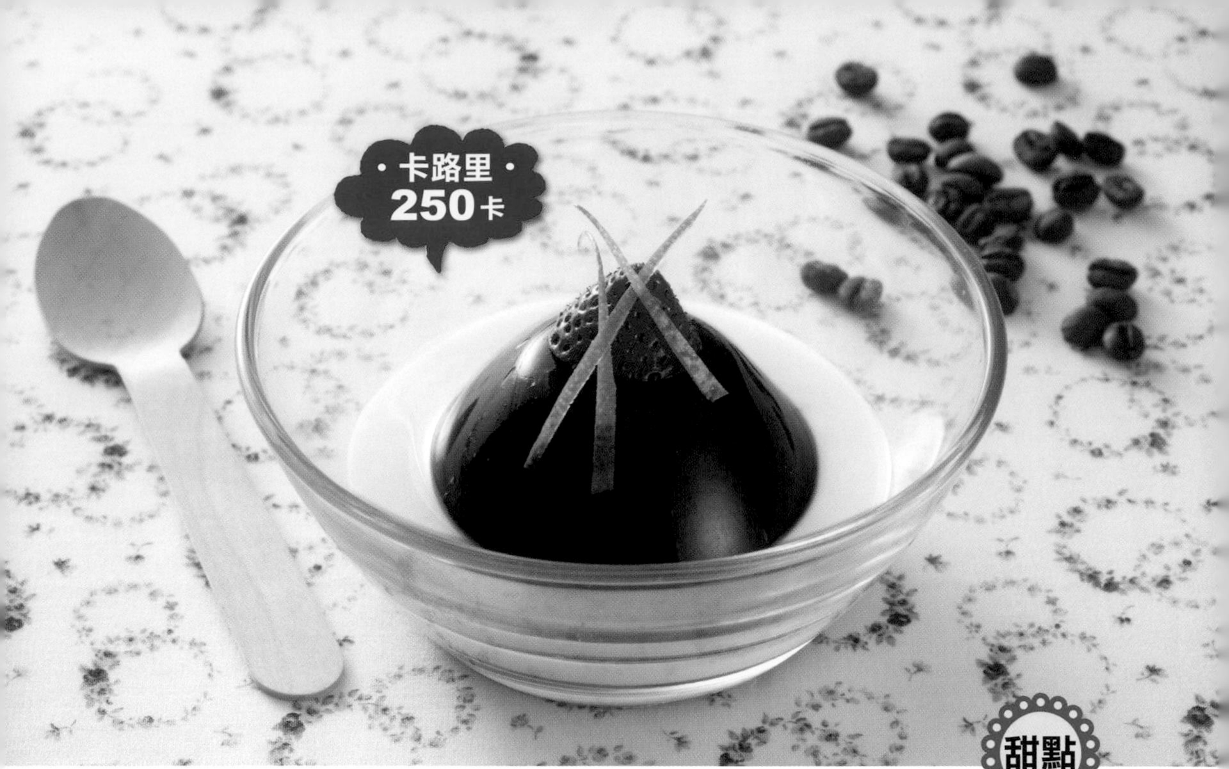

甜點

火山與湖

「火山與湖」是我到中南美旅遊的靈感。利用咖啡凍搭配鮮奶，再以草莓點綴熊熊火焰的感覺，營造有趣的氛圍。讓減肥料理不乏味，有樂趣。

材料

- 黑咖啡200CC
- 洋菜條2克
- 低脂鮮奶100CC
- 草莓1／2顆

作法

1. 將洋菜條直接置入黑咖啡中，煮至洋菜條完全溶解，倒入類似三角形容器後放涼入冰箱冰鎮。
2. 食用前倒扣到小碗裡，倒入100CC的低脂鮮奶，即可食用。

激瘦の食材 咖啡

促進新陳代謝，加速體內水分排出。

咖啡因能幫助人體收縮血管，促進身體的新陳代謝，增加熱能的消耗量從而加速脂肪分解，並可加速身體排出多餘分，對於面部、眼部去水腫均有效用。

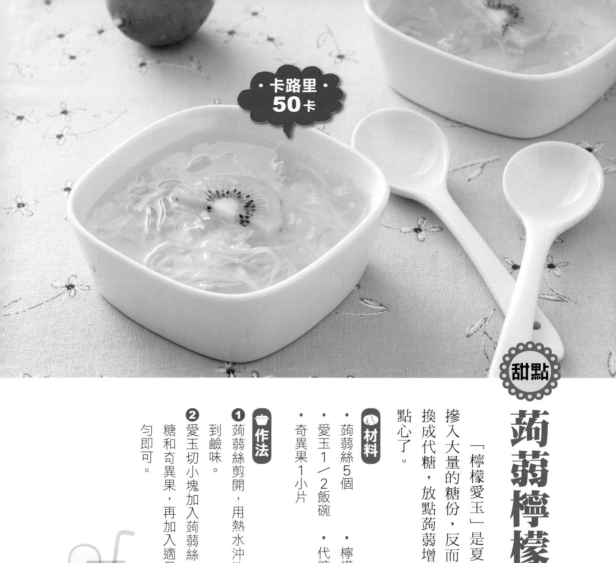

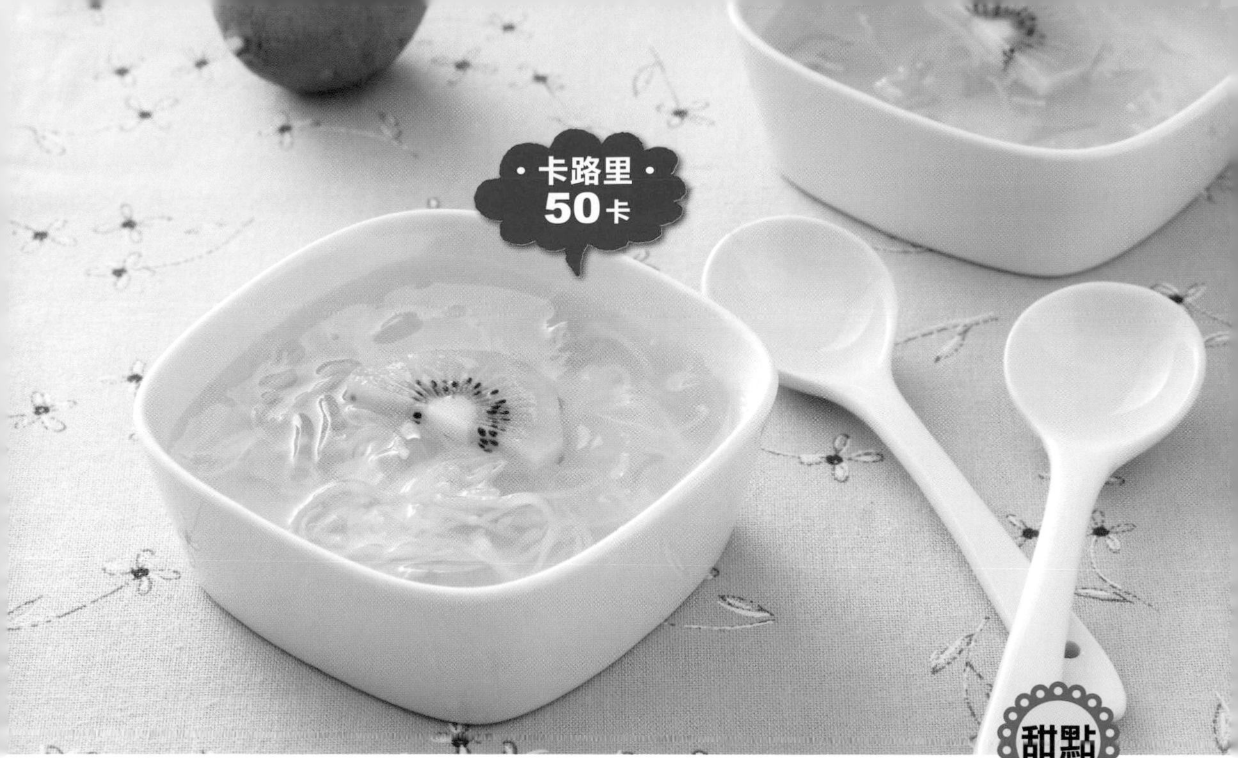

甜點

蒟蒻檸檬愛玉

「檸檬愛玉」是夏日必吃的消暑點心，但店家多半會摻入大量的糖份，反而會造成身體負擔。我們只要將甜味換成代糖，放點蒟蒻增加膳食纖維，就是一碗料多美味的點心了。

材料

- 蒟蒻絲5個
- 檸檬汁1湯匙
- 愛玉1／2飯碗
- 代糖1小匙
- 奇異果1小片

作法

1. 蒟蒻絲剪開，用熱水沖洗數次至聞不到鹼味。
2. 愛玉切小塊加入蒟蒻絲、檸檬汁、代糖和奇異果，再加入適量冷水攪拌均勻即可。

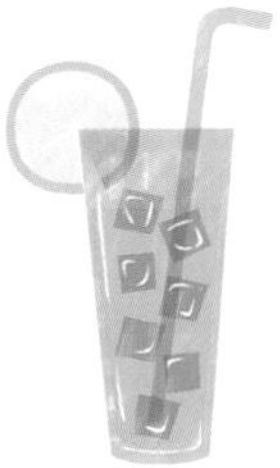

激瘦の食材 愛玉

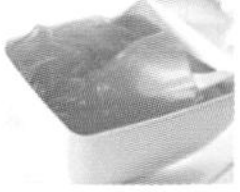

零熱量，有助止渴。

愛玉水分高、熱量低，含「愛玉果膠」是種水溶性的膳食纖維，有助於夏日止渴、減重。此外，愛玉的鉀含量高，過量攝取容易增加腎臟負擔，因此患有腎臟疾病需現鉀者，飲食需節制。

PART4

出去吃也能瘦的飲食法！

外食族「挑食必瘦」3關鍵，天天都能開心吃又不發胖！

1 關鍵1．平日外出挑食有技巧，OK／NG Food比一比！

2 關鍵2．外食斷食日這樣吃，8大原則讓妳避開吃肥地雷區！

3 關鍵3．外食族斷食餐實踐，早、晚7大種類，1天500卡任妳配！

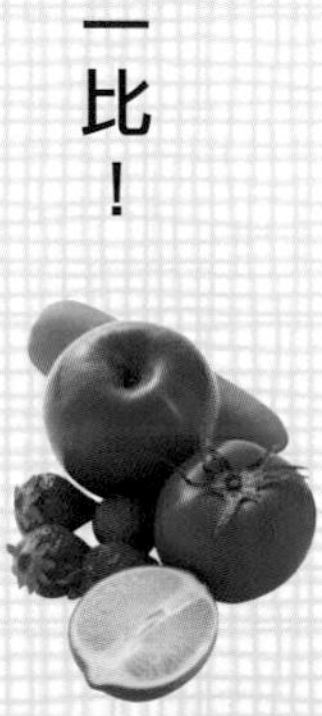

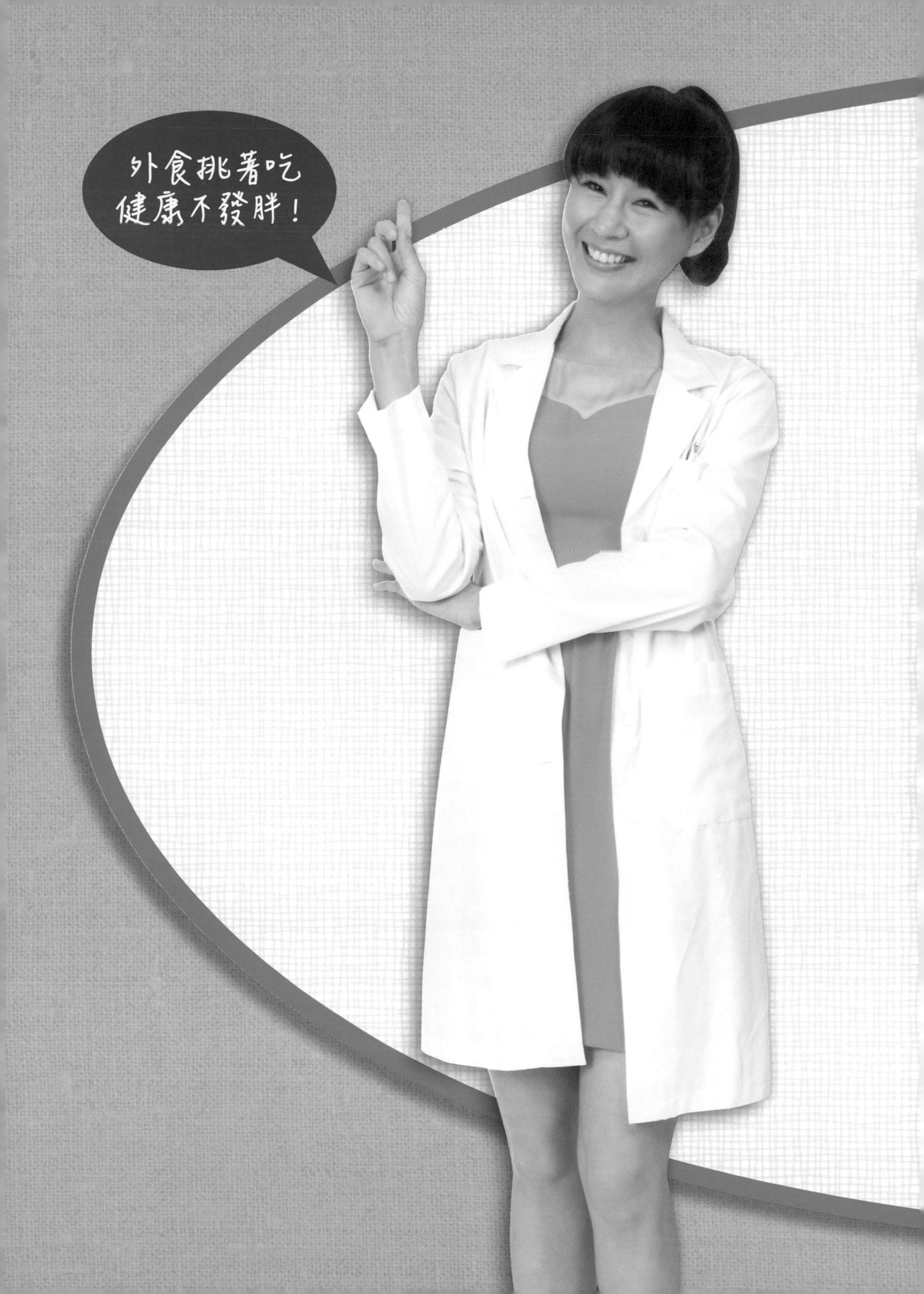
外食挑著吃
健康不發胖！

Diet KEY 1

平日外出挑食有技巧，OK／NG Food比一比！

以前減肥我最怕朋友找吃飯，吃太多會胖，總是吃生菜沙拉又顯得很可憐。本書「週一、週四輕斷食」減肥法，是以一週固定2天少吃來控制飲食，其它天照樣能聚餐。因此我總是提醒學員，外食時透過選擇「OK & NG」食物的技巧，不論是日式、泰式、西式、中式料理，甚至路邊小吃、夜市都能安心放口吃。

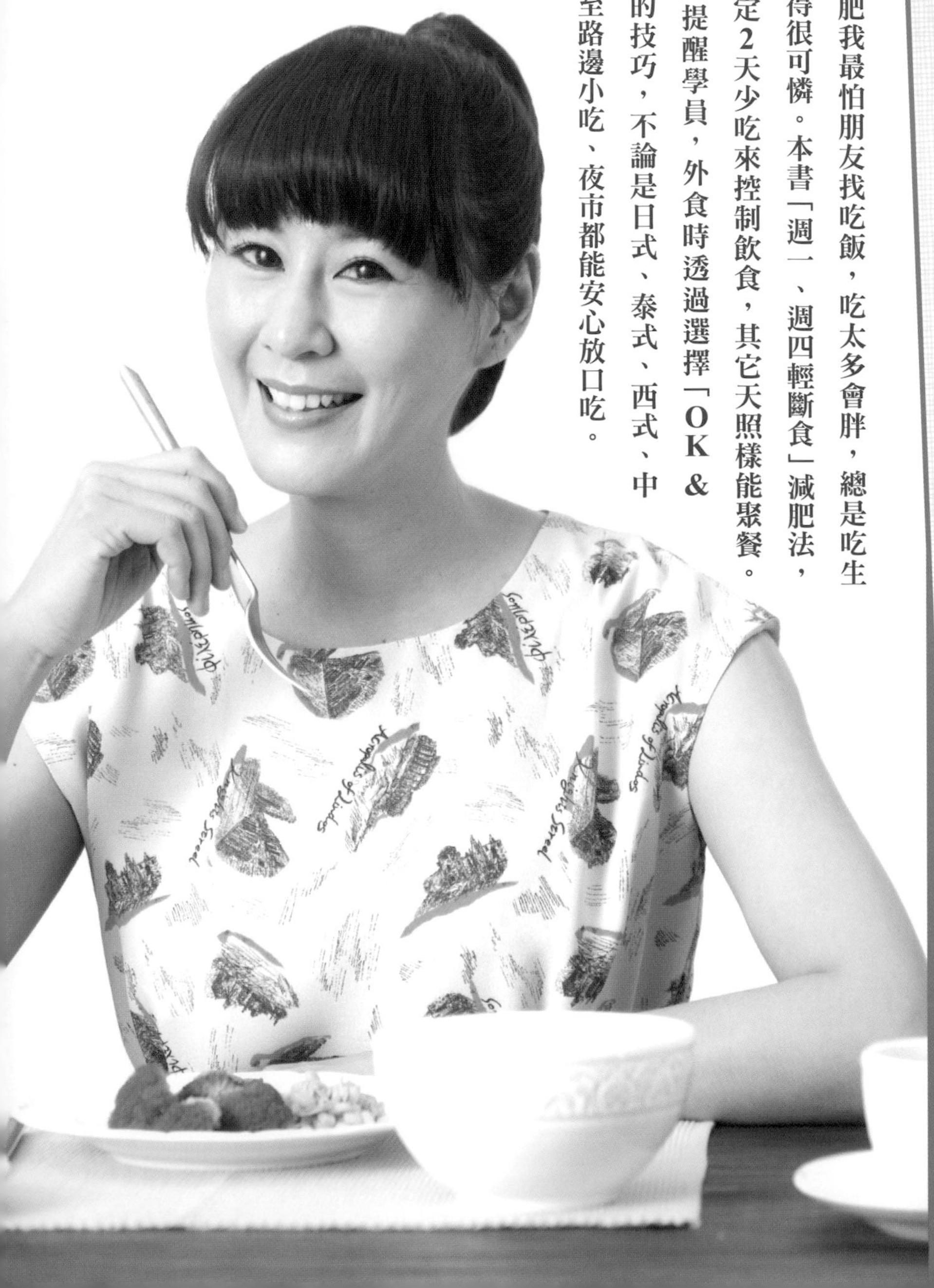

日本料理 這樣挑 JAPANESE FOOD

OK　NG

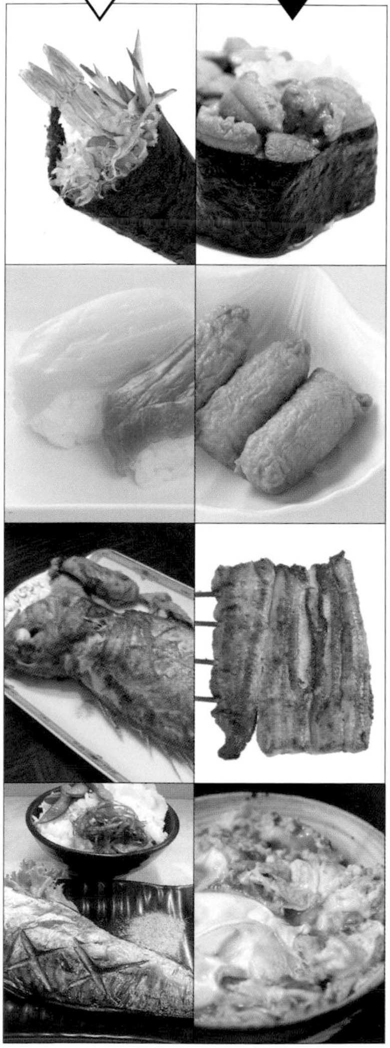

49卡 / 1捲
鮮蝦手捲
以海苔片包生菜、蝦肉和少量壽司米，熱量低，又能吃到蔬菜，是不錯的選擇！

50卡 / 1個
生魚片握壽司
選油脂少的鯛魚、旗魚肉。但鮭魚、鮪魚的脂肪量高，應適量即可。

100卡 / 1條魚
烤物
烤物通常不需要加油烹調，可以使食物中的脂肪流出，但是秋刀魚、鰻魚等脂肪高，應少吃。

580卡 / 1碗
烤鯖魚飯
100公克鯖魚，就能補充一天所需的維生素A與B1。雖然熱量稍高，只要飯量減半加蔬菜即可平衡。

73卡 / 1個
軍艦壽司
用海苔包米飯成橢圓形狀，配料放上面。配料多以美乃滋拌過，是爆卡地雷。

155卡 / 1個
豆皮壽司
炸過的油豆腐皮和糖醋滷製，包入醋飯後，熱量超高又沒有營養。

300卡 / 1串肉
串燒
充滿炭香的串燒，但燒烤食材多半屬於高脂肪又加了不少醬料，整體熱量和鈉含量皆偏高。

680卡 / 1碗
親子丼
是由雞肉＋蛋烹調後，蓋在飯上食用。但是多油高鈉，且膽固醇含量過高，不建議多吃。

泰式料理 這樣挑 THAI FOOD

OK　NG

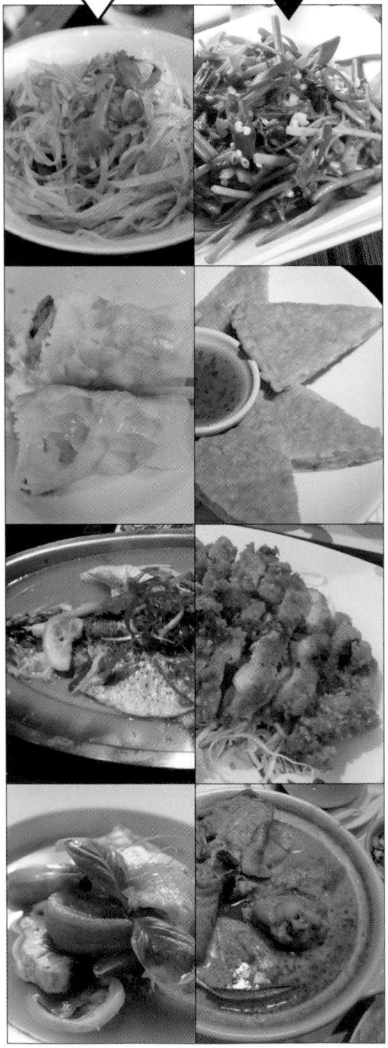

涼拌青木瓜絲
65卡 / 100克

青木瓜含「木瓜酵素」，不僅可分解蛋白質、糖類，更可分解脂肪。

泰式生春捲
68卡 / 1條

用米皮包生菜和蝦肉，沾魚露食用。一捲裡蔬菜、蛋白質、澱粉都有了。

清蒸檸檬魚
363卡 / 1條

這道菜有豐富蛋白質，清蒸方式清爽又低卡，佐上檸檬調汁，增添異國風味。

酸辣海鮮湯
73卡 / 1碗

酸辣口感搭配低脂高蛋白的海鮮，只要小心湯別喝太多，原則上是不錯的選擇，還能吃足夠的營養。

蝦醬空心菜
300卡 / 100克

蝦醬是重鹹高鈉的醬料，炒菜的油脂量又多，容易吃進過多卡路里。

月亮蝦餅
100卡 / 1小片

經過高溫油炸，蝦肉的營養素已經流失，並含有豬油等飽和脂肪，多吃變胖無益。

椒麻雞
783卡 / 1盤

為油炸料理，油脂量和熱量遠高於清蒸檸檬魚，吃時建議稍微去皮或別吃比較好！

椰汁咖哩雞
79卡 / 1碗

用椰奶調味是泰式料理的特色，但椰奶是屬油脂類，有時為了口感還會加鮮奶油、熱量，含油量驚人。

西式料理 這樣挑 WESTERN FOOD

OK　NG

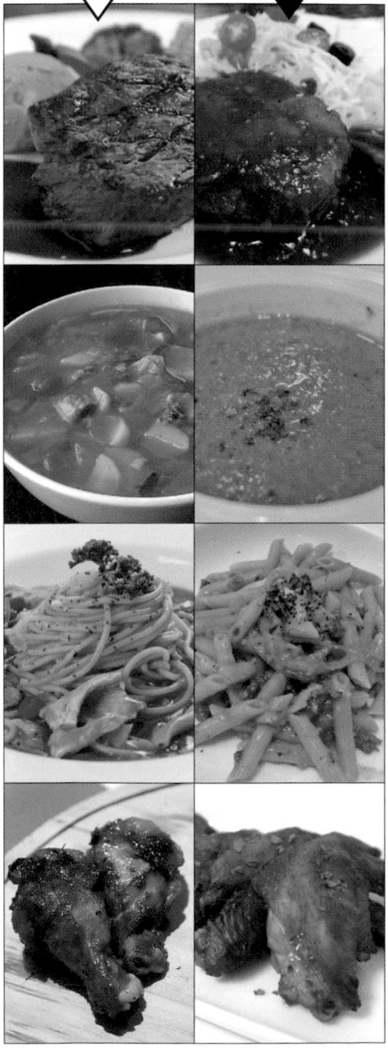

300卡／1客 牛排

「菲力」部位油脂較低，並以火烤取代油煎，沾醬也不要直接淋在肉上，放在小碟上易控制份量。

434卡／1客 漢堡排

以牛豬絞肉製成，含高油、高鈉，還有很多的調味料，經過油煎，熱量很驚人！

175卡／1碗 羅宋湯

用番茄、洋蔥等蔬菜熬成的清湯，熱量較低；還能吃到纖維質，增加飽足感。

250卡／1碗 洋蔥濃湯

多以洋蔥末加入奶油熬成，為了煮出綿密的濃湯還會加麵粉拌煮，只是喝進更多澱粉跟粉而已。

400卡／100克 義大利直麵

建議點長直麵條，可以稍微刮掉附著的醬汁，就能減少熱量吃下肚！

550卡／100克 筆管麵、螺旋麵

看起來可愛的筆管麵、貝殼麵、螺旋麵，反而容易藏油，是高熱量的陷阱！

84卡／1隻 BBQ棒棒腿

棒棒腿皮少肉多，把包裹醬汁的皮去掉再吃，能同時少吃進皮脂和醬料這兩種高熱量食物。

180卡／1隻 烤雞翅

三節翅是皮多肉少，脂肪含量高達12.8克，也無法去皮食用，因此熱量會大幅增加。

中式料理 這樣挑 CHINESE FOOD

OK　NG

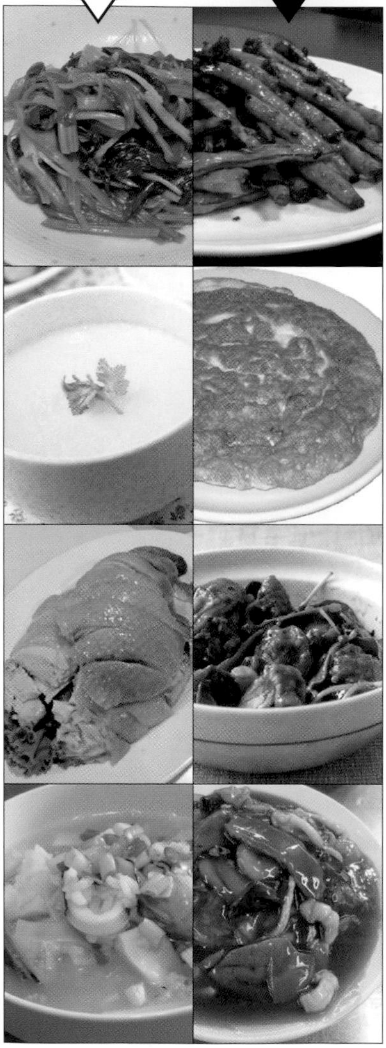

少油炒青菜
40卡 / 100克

選深綠色青菜最佳，最好請店家以少油少鹽清炒，並夾最上層的菜來吃，減少吃到底層油脂。

蒸蛋
74卡 / 100克

主要材料是蛋和水，烹調簡單、沒有多餘添加物或油脂，營養高、熱量低。

白斬雞
158卡 / 100克

只需要水煮，完整保留雞肉的蛋白質和營養，很適合「輕斷食」的日子吃。

海鮮粥
188卡 / 100克

海鮮屬於低脂，又以煮粥方式料理，可減少2/3用油量，但飯量需減半，另增加一份燙青菜。

乾煸四季豆
117卡 / 100克

是先油炸再乾炒，會吸入很多油脂，且高溫烹調後，大量營養素皆已流失了。

烘蛋
272卡 / 100克

要做出漂亮的烘蛋，需要大量的油，且蛋又非常吸油，因此吃一口就好比吃進1/2湯匙的油量！

三杯雞
204卡 / 100克

三杯雞需要酒、醬油、麻油及糖調味，屬重口味多油的菜，熱量超恐怖！

燴飯
370卡 / 100克

「燴」就是代表勾芡，這一勾不僅讓熱量爆衝，也吃進了不健康的油脂和沒有營養的化學澱粉。

麵店小吃 這樣挑 TAIWAN SNACKS

OK　NG

湯麵 200卡 / 1碗

吃湯麵比乾麵熱量低，但盡量吃料不喝湯，因為肉燥的湯汁都浸在湯裡，會吃進更多熱量！

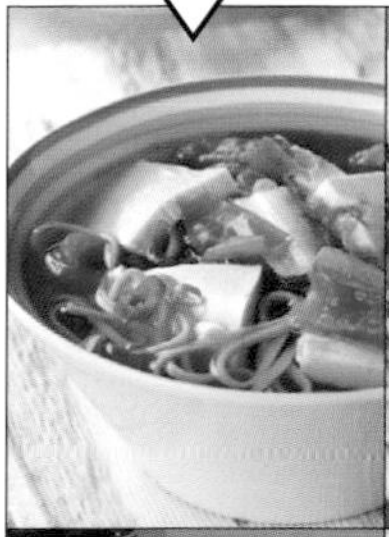

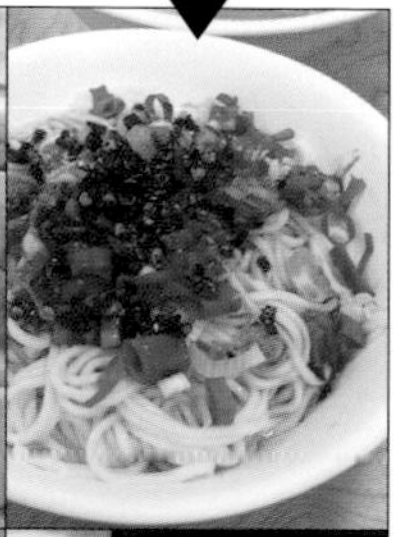

乾麵 400卡 / 1碗

乾麵淋上的肉汁、滷肉熱量高，容易不知不覺吃進大量油脂和鹽份。

燙青菜拌香油 20卡 / 100克

擔心燙青菜無味，可以加香油。香油是富含維生素E的好油，適量吃對皮膚好。

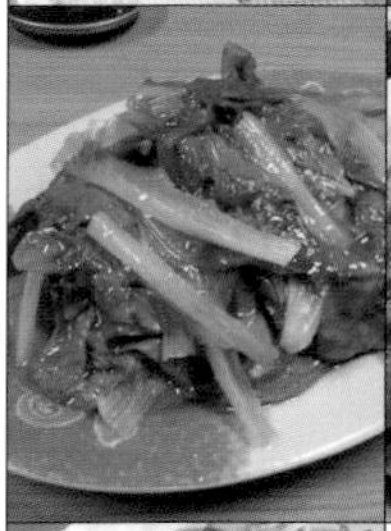

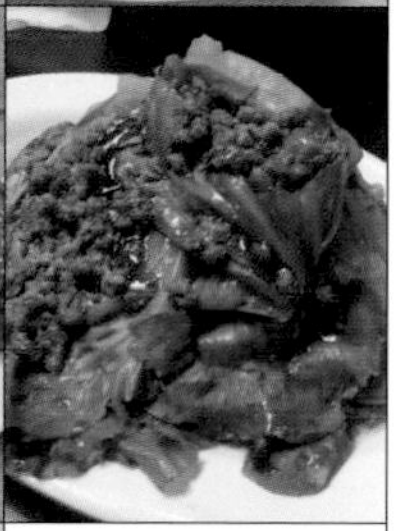

燙青菜拌肉燥 120卡 / 100克

肉燥熱量極高，高鈉多油，反而破壞青菜的營養吸收。

涼拌豆腐 75卡 / 100克

麵攤小菜就屬涼拌豆腐有豐富的蛋白質，可以幫助燃燒脂肪，又有飽足感，不妨搭配吃一點。

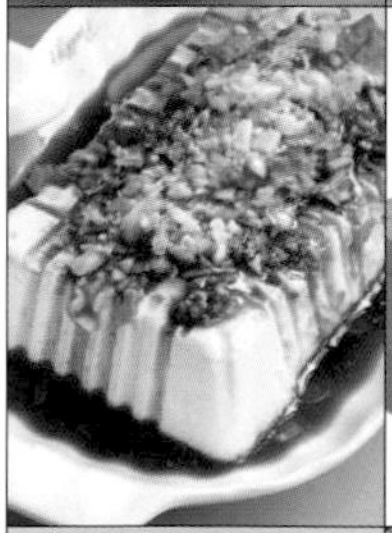

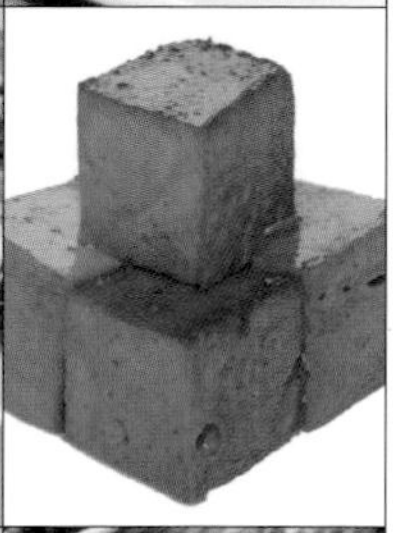

百頁豆腐 240卡 / 100克

百頁豆腐美其名是豆類製品，但裡面暗藏沙拉油、砂糖、鹽，熱量是一般豆腐的4倍以上。

瘦肉 115卡 / 100克

瘦豬肉的蛋白質比例高，油脂量少，熱量相對最低。但要避免沾醬。

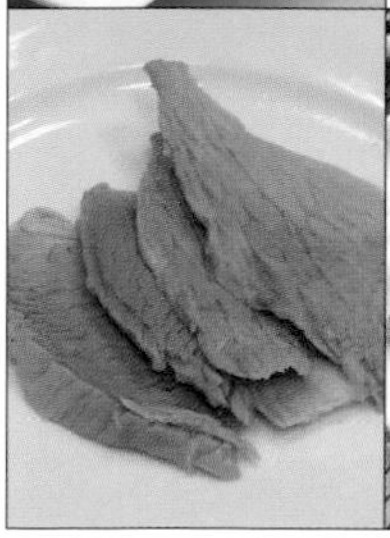

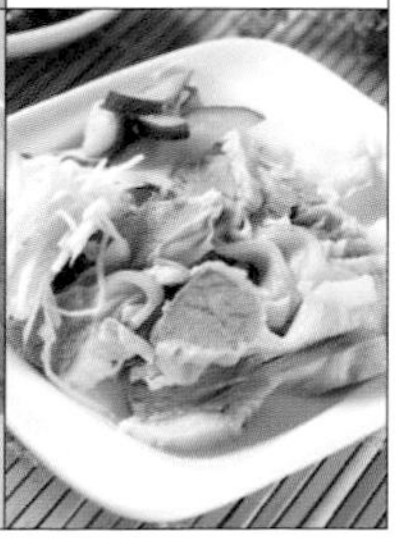

肝連 253卡 / 100克

肝連是豬的橫膈膜，會連著一點筋膜，因此油脂較多，肉質也較差。

便當自助餐這樣挑 BOX LUNCH

OK NG

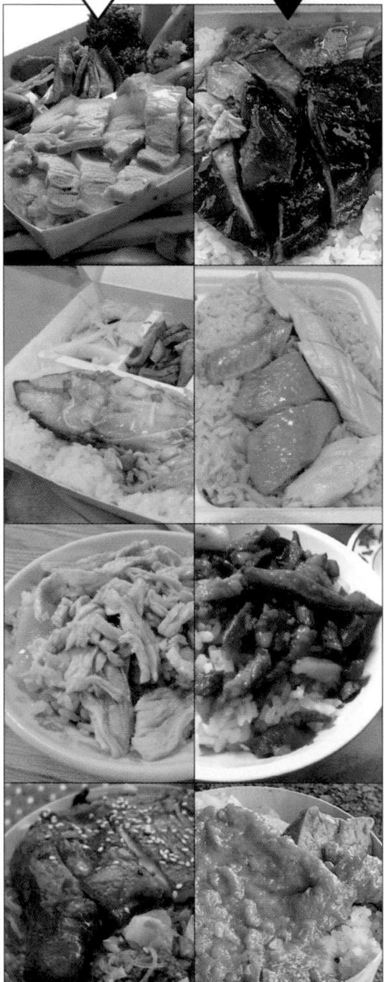

OK

700卡 /1份

蒜泥白肉飯

可將豬、雞皮和肥肉的部分挑掉，就能減少將近150卡熱量。

583卡 /1份

清蒸魚飯

清蒸魚為較健康低卡的菜色，以蒸煮取代炸烤，可少吃進很多熱量！

583卡 /1份

雞絲飯

吃得到香甜的水煮雞肉， 熱量相對較低，但最好飯量和淋醬也減半。

786卡 /1份

烤雞腿飯

肉類食物烤過，會釋出多餘油脂，能少吃進卡路里。最好雞皮拔掉，再搭配2樣綠色蔬菜，均衡飲食。

NG

835卡 /1份

三寶飯

燒臘油亮的外表，以麥芽糖及多種醃料製成的烤鴨皮，不僅油脂含量高，膽固醇亦不容忽視。

700卡 /1份

蔥油雞腿

雞腿本身沒有問題，但淋上的蔥油卻潛藏危機，建議請老闆把醬汁分開放。

648卡 /1份

滷肉飯

滷肉含油脂提供熱量比例高達43%，尤其高飽和脂肪的油脂，會提高慢性病風險。

800卡 /1份

滷排骨飯

坊間的滷排骨都是炸過再滷，才容易入味，反覆處理，造成營養流失，熱量飆高。

夜市攤販這樣挑 NIGHT MARKET FOOD

OK NG

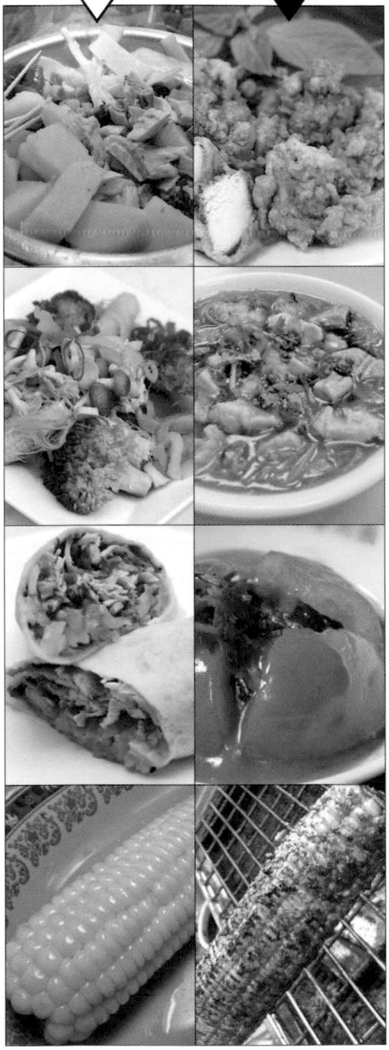

OK

鹹水雞 166卡／1份

蔬菜、雞肉汆燙後，拌蔥薑蒜等辛香料，增加口感香氣，熱量低。但記得請老闆少油少鹽。

加熱滷味 200卡／1份

蔬菜種類多，且可減少油量，以2樣蔬菜搭配高蛋白食材最佳。但別另外加調味料。

潤餅 200卡／1份

配料有菜、有肉是均衡的優質小吃。若不加甜花生粉、蛋酥等高油脂調味料，可減少約130卡。

水煮玉米 140卡／1條

玉米是很好的澱粉類食材，含代謝脂肪的酵素，但夜市賣的玉米多會沾鹽水，要請少沾點。

NG

鹹酥雞 390卡／1份

裹粉酥炸，油脂比例超高，每天1份，1個月就會爆肥2公斤，堪稱危險小吃第1名。

蚵仔麵線 400卡／1份

最大問題來自勾芡，澱粉量約等於九分滿白飯，雖然吃起來不油，脂肪量其實很高。

肉圓 400卡／1份

油炸或浸泡在油裡保溫，都會吸附很高的脂肪，吃一顆肉圓就等於喝下將近2匙油。

炭烤玉米 480卡／1條

烤玉米時，表面都會塗抹沙茶、醬油、花生醬及辣醬等調味料。小小一支卡路里等同2碗白飯。

Diet
KEY
2

外食輕斷食日這樣吃，8大原則讓妳避開吃肥地雷區！

輕斷食日在外吃飯，除了可以選擇我搭配的500卡外食餐（第112～121頁）之外，只要把握「8大擇食原則」，不論到哪吃飯，都能組合出自己喜歡、美味的輕斷食料理。

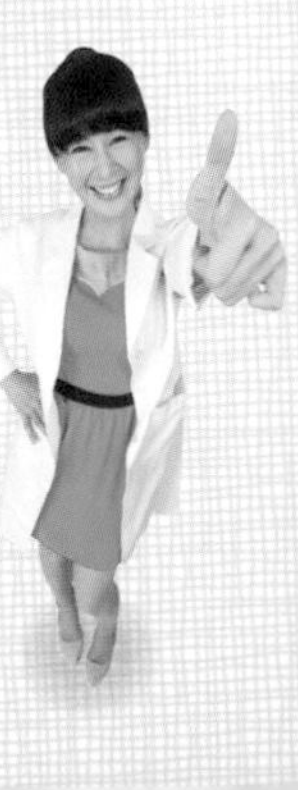

原則 1

避免吃加工食品，並學會看食品標示！

「食品」已經不是天然的「食物」，已經失去食材原型、或經處理再包裝的製品，都算是「加工食品」，其原料來源、做法、添加物等，不只是減重的人要「斤斤計較」，更是所有關心「食安問題」的你我都要注意的。購買市售食品時，務必要檢查包裝上的說明標示，除了看一般的「營養成分、熱量」外，更要學會看所標示的「原料成分」、「添加物」等，**應選擇內容成分你都認識的食品來食用，如果成分裡有超過3樣你不認識的東西，就算熱量再低也不要吃**，「高添加物」的食品比「高熱量」還可怕！

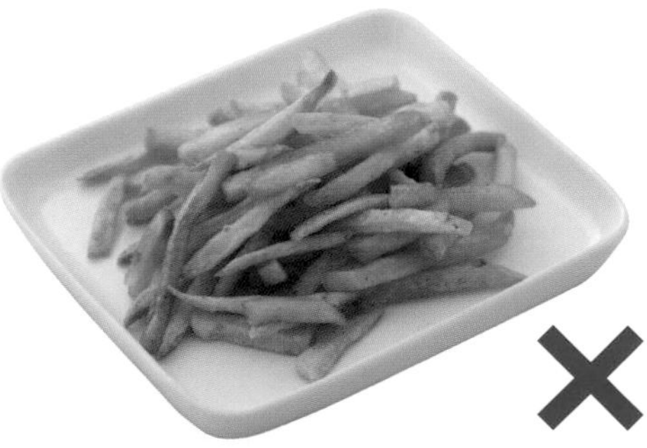

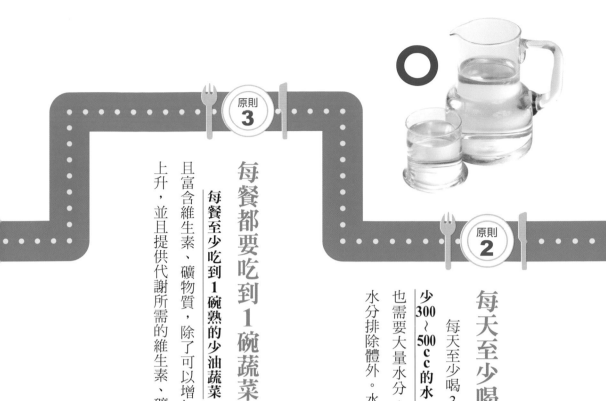

原則 2

每天至少喝3000cc以上的開水！

每天至少喝3000cc以上的白開水，**餐前半小時預先喝下至少300～500cc的水**。因為營養的吸收代謝需要水分，身體的廢物排除也需要大量水分，尤其，脂肪燃燒後產生的大量廢物，更需要藉由水分排除體外。水喝的夠，就是成功減重的第一步。

原則 3

每餐都要吃到1碗蔬菜！

每餐至少吃到1碗熟的少油蔬菜，蔬菜的體積大、熱量低，且富含維生素、礦物質，除了可以增加飽足感，更可以延緩血糖上升，並且提供代謝所需的維生素、礦物質，以及微量元素。

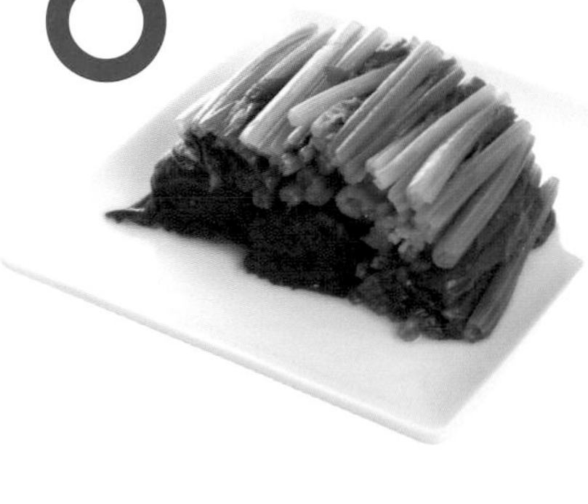

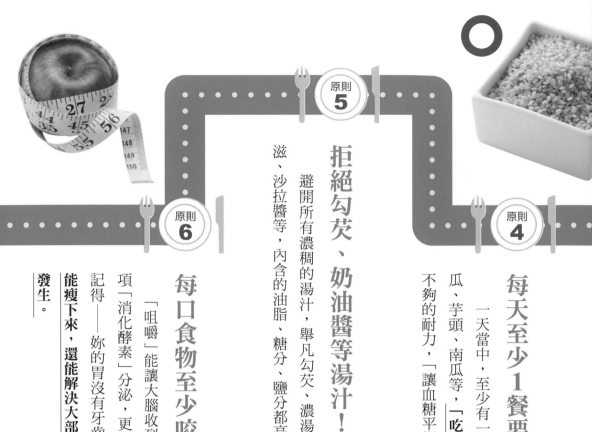

原則 4

每天至少1餐要吃「複合性澱粉」！

一天當中，至少有一餐吃到「原型的複合性澱粉」，如糙米、地瓜、芋頭、南瓜等，**「吃對澱粉」比「少吃澱粉」更重要**，更能補充不夠的耐力，「讓血糖平衡」就是「不讓豬附身」最好的方法。

原則 5

拒絕勾芡、奶油醬等湯汁！

避開所有濃稠的湯汁，舉凡勾芡、濃湯、沾醬、淋醬、美乃滋、沙拉醬等，內含的油脂、糖分、鹽分都高得讓妳難以想像。

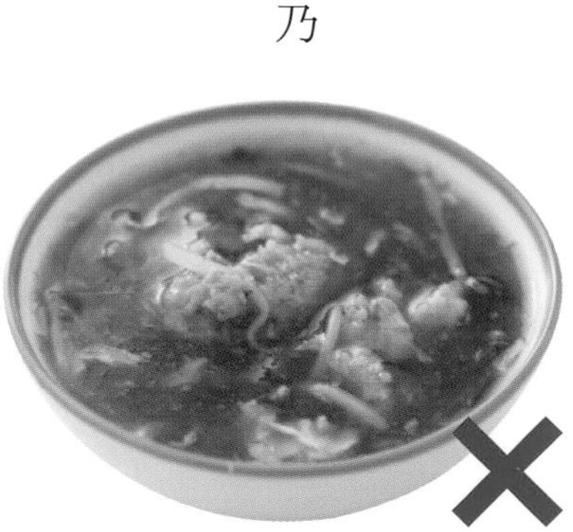

原則 6

每口食物至少咬30下！

「咀嚼」能讓大腦收到妳正在進食的訊號，也能促進妳身體的各項「消化酵素」分泌，更能啟動身體的代謝，咬越多下代謝越好。請記得——妳的胃沒有牙齒，腸道也沒有牙齒，**充分的咀嚼食物不但能瘦下來，還能解決大部分腸胃功能的問題，預防「大腸、直腸癌」發生**。

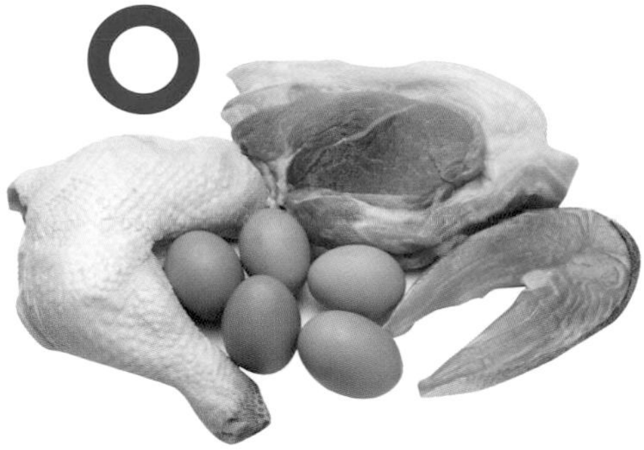

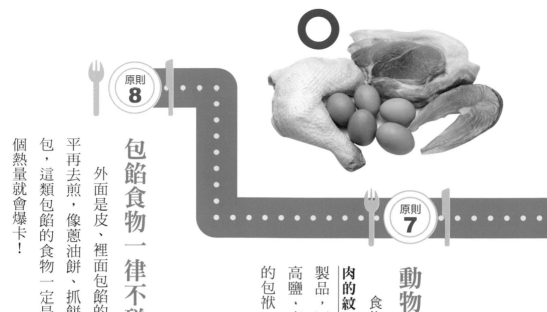

原則 7

動物性食物只吃原型！

食物的「原型」是什麼？以動物性食物來說，就是——**看得到肉的紋理，或吃得到肉的口感**。要避開絞肉製品、重組肉、魚肉煉製品，因為肉源複雜，很難掌握安全性和熱量，通常也含有高油、高鹽、高糖，甚至化學提味劑，不但讓熱量倍增，對健康更是沉重的包袱。

原則 8

包餡食物一律不碰！

外面是皮、裡面包餡的食物盡量不碰，不管是包了有沒有桿平再去煎，像蔥油餅、抓餅；不管是鹹的或甜的，像紅豆餅、肉包，這類包餡的食物一定是屬於高油或是高糖、高鹽，隨便來一個熱量就會爆卡！

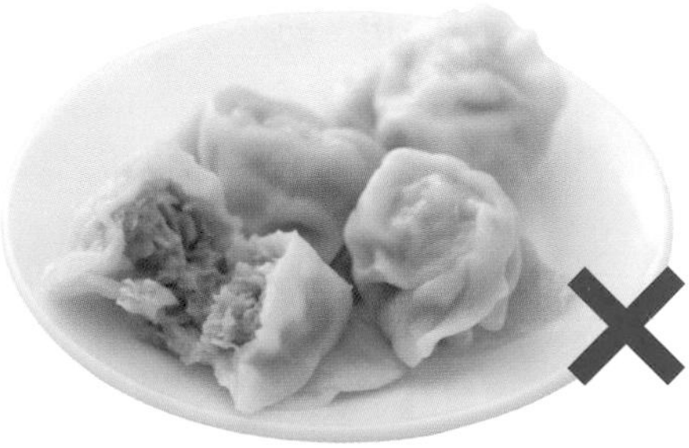

Diet KEY 3

外食族斷食餐實踐，早、晚7大種類，1天500卡任妳配！

「輕斷食日」除了遵守外食8大原則外，我提供大家常吃的7大外食種類，只要透過「選材」和「份量」兩大技巧，不論到哪吃飯，都能組合出好吃的輕斷食料理。

吃早餐輕斷食，快瘦3技巧

❶ **要有1份蛋白質：**早餐吃蛋白質，血糖上升速度較緩慢，因此飽足感可以維持得比較久，一整天下來，食慾也會減少。

❷ **要吃複合性醣類：**澱粉類的碳水化合物中的醣類，可以提供大腦能量，是一天動力的開始，最好選擇糙米飯、全麥麵包等。

❸ **水果蔬菜不能少：**攝取富含維他命C和檸檬酸的柳橙、柑橘，因為維生素C可以防止體內脂肪合成，預防肥胖。

超商早餐活用篇

SET 1 有氧元氣餐

以茶葉蛋提供蛋白質，從水果中攝取醣類，補足一早的活力來源，就算減肥也能精神飽滿。

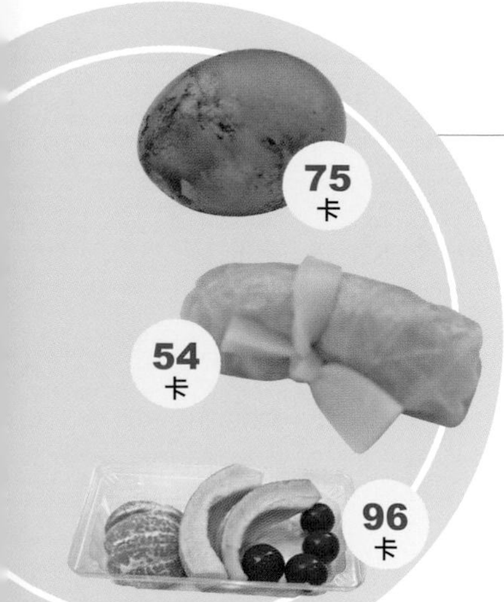

• 茶葉蛋1顆
+
• 關東煮高麗菜捲1捲
+
• 三色水果1盒
=
合計 **225** 卡

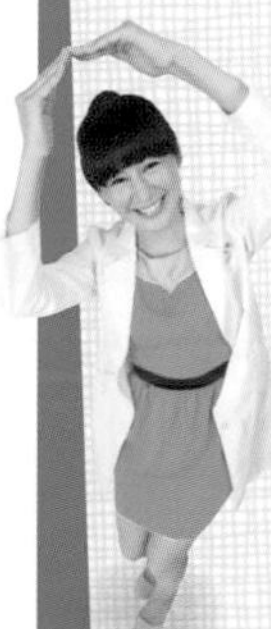

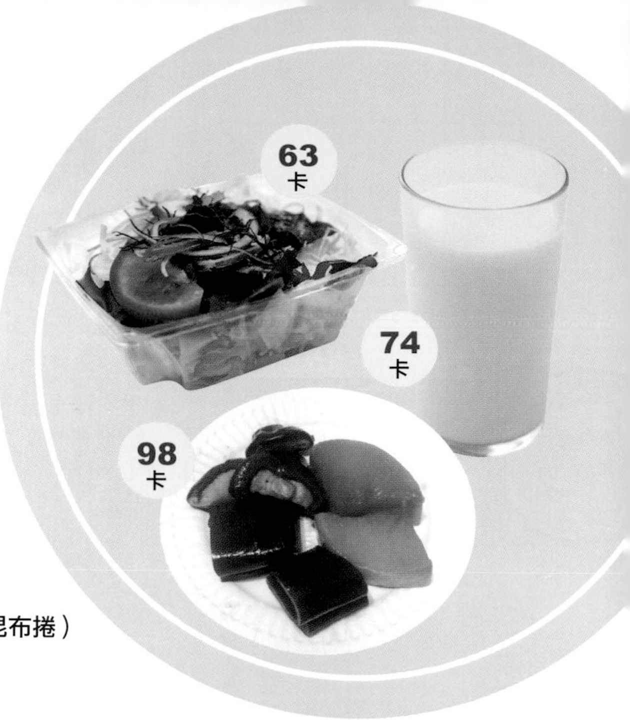

SET❷ 高纖活力餐

這份套餐適合有便秘困擾的人吃，因為含有豐富的膳食纖維，能有效幫助解便。

• **和風海藻沙拉1盒（油醋醬）**
+
• **關東煮（白玉蘿蔔、埔里鮮香菇、日式昆布捲）**
+
• **無糖高纖豆漿240CC半瓶**
=
合計 235卡

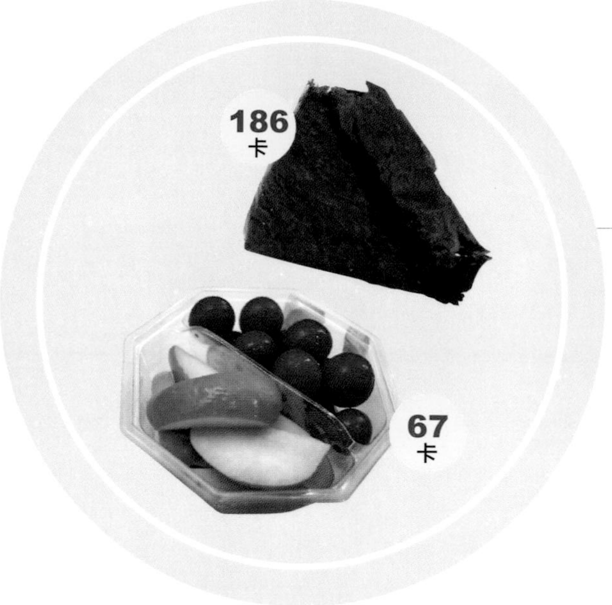

SET❸ 輕盈窈窕餐

這個組合選擇御飯糰搭配水果，相當有飽足感，適合勞動力較大的人食用。

• **桃木燻雞御飯糰**
+
• **鮮果雙拼**
=
合計 253卡

SET 1 吐司夾蛋套餐

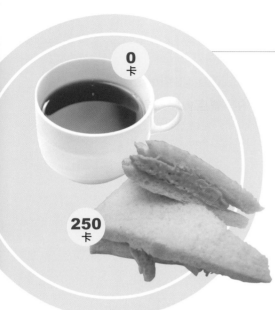

在連鎖早餐店最健康的首選就是「吐司夾蛋」，油脂、熱量相對低。但千萬別想加一片火腿，那麼破壞妳的斷食日。

• 吐司切邊夾蛋 1 份

+

• 無糖熱紅茶 1 杯

=

合計 250 卡

SET 2 蘿蔔糕套餐

蘿蔔糕是再來米做的，「抗性澱粉」比例高，事實上減肥的人可以吃，但我仍建議把蘿蔔高放涼或是少油煎，有助於減少熱量的吸收。

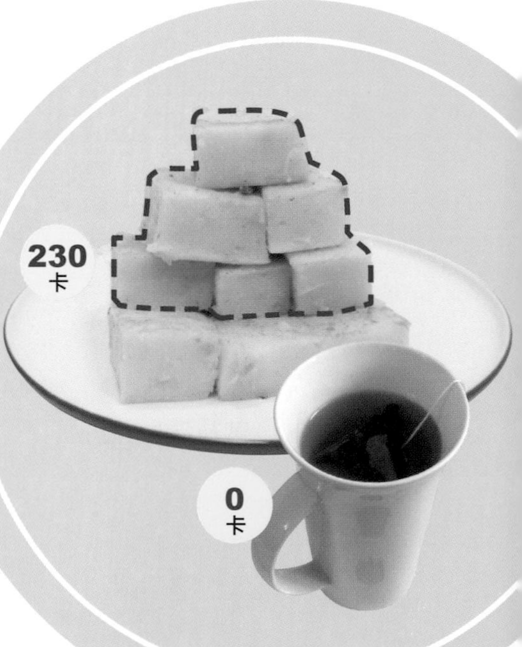

• 蘿蔔糕 2 塊

+

• 熱無糖伯爵茶 1 杯

=

合計 230 卡

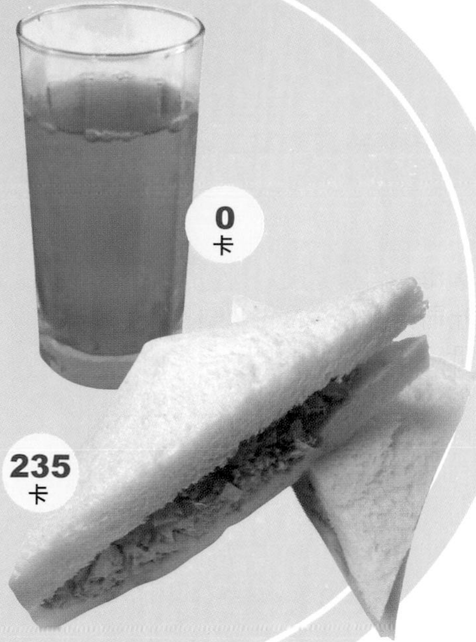

SET③
鮪魚吐司套餐

有的早餐店會將鮪魚和美乃滋拌在一起，這樣會使熱量失控，因此，要選擇只放水煮鮪魚的店家購買。

• **鮪魚吐司夾生菜 1/2 份**

+

• **無糖熱綠茶 1 杯**

=

合計 **235** 卡

SET④
番茄蛋堡套餐

速食店的早餐也能變成輕斷食餐，只要控制好份量，就不用擔心吃進過多熱量了。

• **蕃茄蛋堡 1/2 份**

+

• **熱鮮奶茶 240CC1 杯**

=

合計 **235** 卡

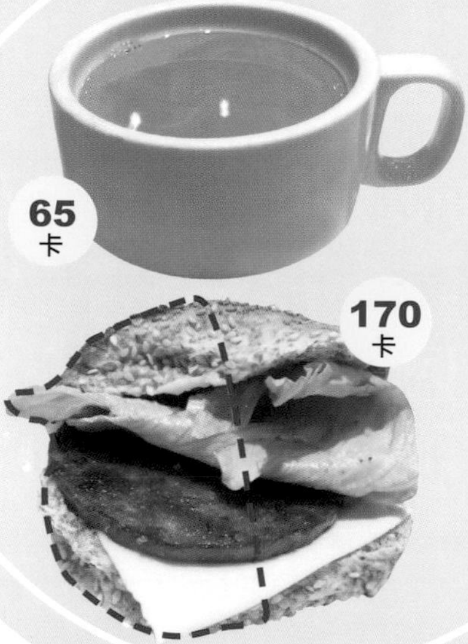

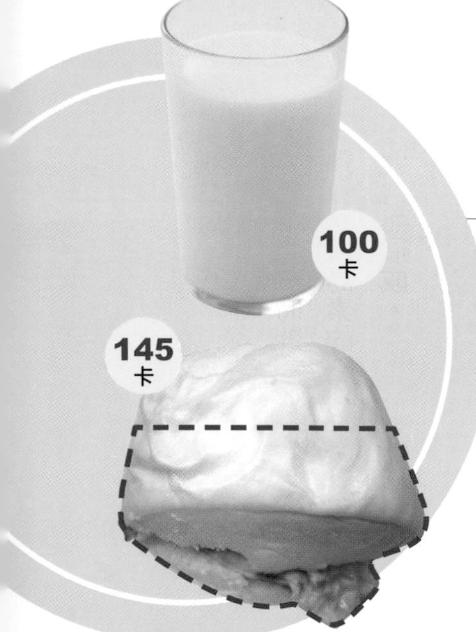

SET 1 饅頭夾蛋套餐

中式早餐店多是澱粉類，或油條、燒餅等高熱量的食物，若斷食日要吃選擇饅頭夾蛋是最健康的。

• 饅頭夾蛋 1/2 份

+

• 無糖豆漿 240CC1 杯

=

合計 245 卡

SET 2 蔬菜蛋餅套餐

市面的蔬菜蛋餅大多都放高麗菜絲，讓滋味清甜爽口。假若可以也請熟識的店家偶爾更換深色蔬菜，對身體幫助更大。

• 蔬菜蛋餅 1/2 份

+

• 無糖黑豆漿 240CC1 杯

=

合計 230 卡

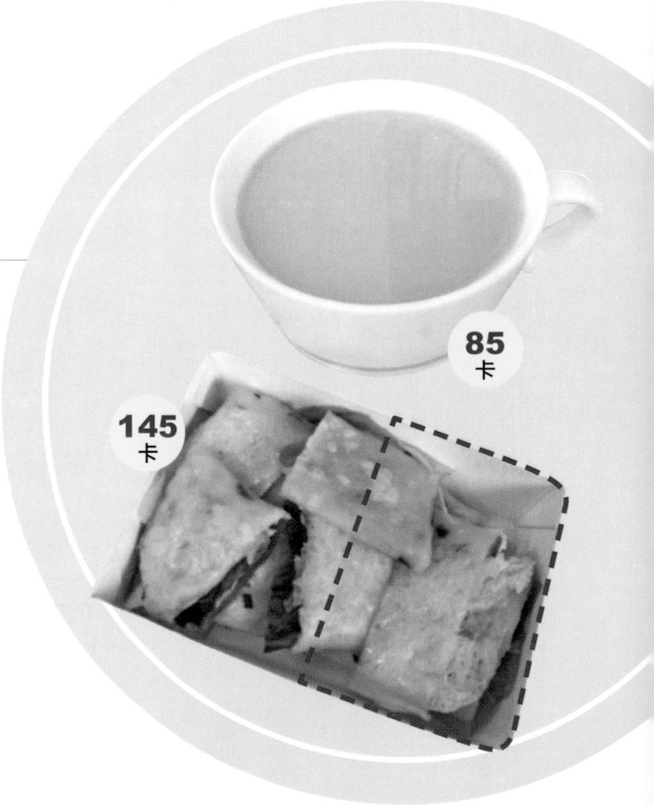

晚餐輕斷食，快瘦3技巧

❶晚上7點前吃完：晚餐7點前吃，讓身體有足夠時間消化食物，才不會把多餘的熱量在胰島素的作用下大量合成脂肪，肥胖就自然形成。

❷不要飯後吃水果：如果這餐附有水果，最好在飯前吃，可增加飽足感，避免血糖升高。如果飯後吃水果，會增加肝臟負擔，且通常是邊看電視邊配水果，很容易攝取過量，間接導致嚴重脂肪肝。

❸搭配蒜、蔥更有效：晚餐可選擇碳水化合物與維生素命B1、B2同時攝取，維生素B群有助糖分轉換成能量的效率會提高。例如，韭菜、大蒜、蔥等都是富含維生素B群的食材。

中式早餐活用篇

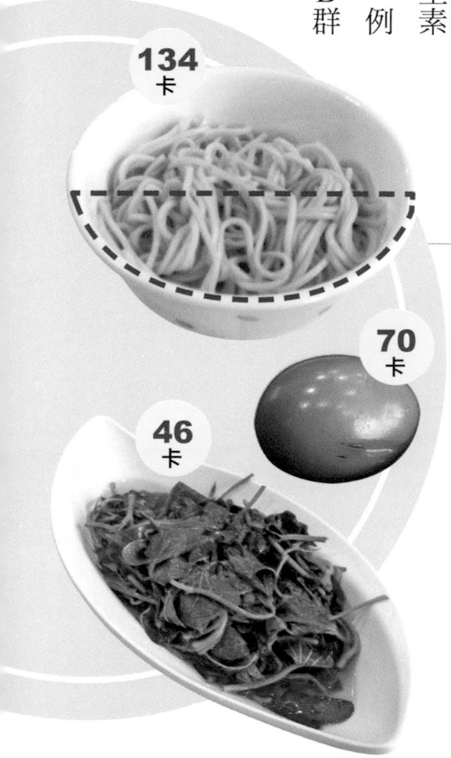

SET❶ 陽春麵套餐

在外吃湯麵，其實熱量最高的就是湯了，裡面暗藏高油、高鹽，喝一口湯可能就會累積脂肪，最好吃麵不喝湯，就會容易瘦。

- **陽春麵1/2碗**（湯不喝）

＋

- **滷蛋1顆**

＋

- **燙深綠色青菜1份**（不加肉燥）

＝

合計 250卡

SET 2 米粉湯套餐

小吃攤賣的米粉湯，大多都使用大量的油蔥調味，因此要吃米粉湯時，最好選擇湯頭清澈的購買。

- 米粉湯1/2碗（湯不喝）

＋

- 海帶6塊

＋

- 滷豆腐1/2塊

＝

合計 **245** 卡

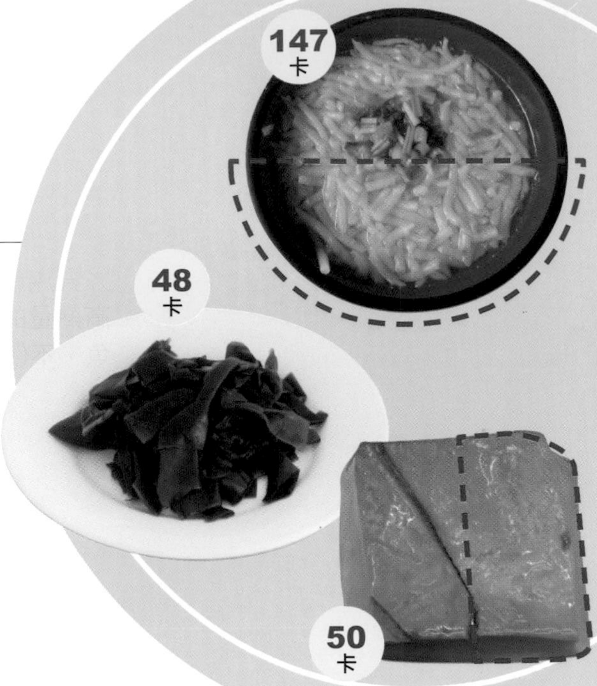

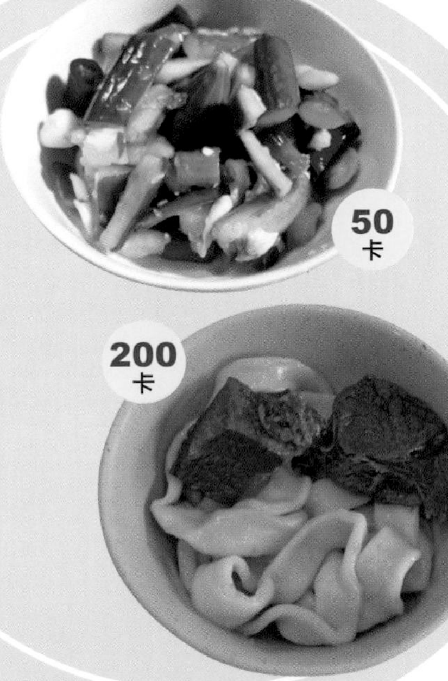

SET 3 牛肉麵套餐

牛肉麵是台灣經典麵食，而牛肉脂肪低，蛋白質含量較高，很適合在減肥時食用。

- 牛肉麵1/2碗（湯不喝、肉吃2塊）

＋

- 涼拌小黃瓜1盤

＝

合計 **250** 卡

註：這裡的碗量為家用吃飯的碗，麵1/2碗指麵條的量不含湯。

自助便當晚餐 活用篇

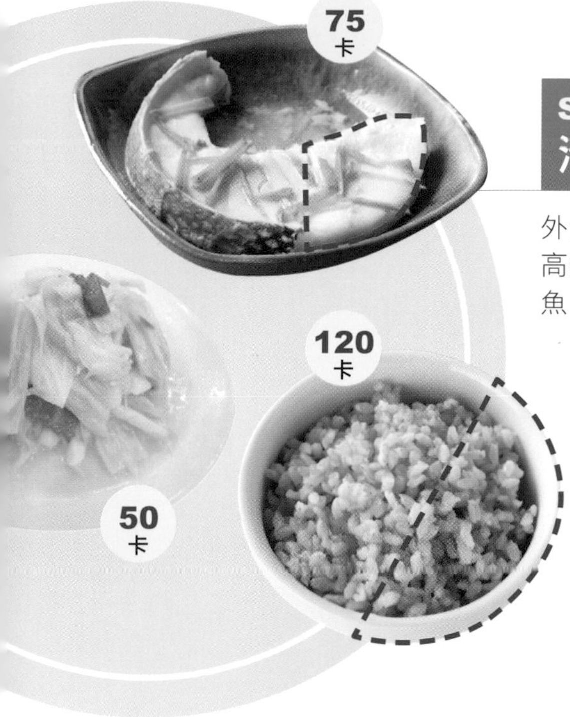

SET 1 清蒸魚便當

外食族最常吃的就是便當，不如將高熱量的雞腿、排骨便當換成清蒸魚，不僅能吃飽又可以降低熱量。

- 糙米飯 1/3 碗

＋

- 清蒸魚 1 份

＋

- 清炒高麗菜 1 份

＝

合計 **245** 卡

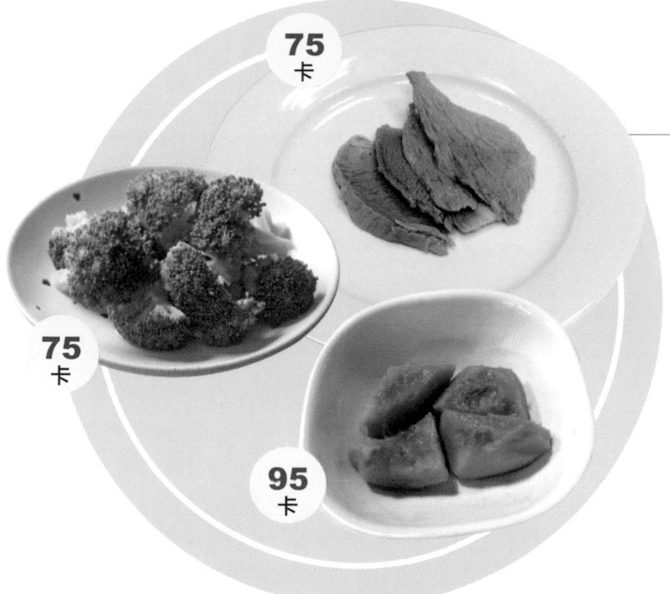

SET 2 南瓜蔬菜便當

南瓜是在自助餐店很棒的澱粉類選擇，搭配瘦肉和燙花椰菜，能均衡營養和熱量。

- 炒南瓜 1/3 碗

＋

- 瘦肉片 1 份

＋

- 清炒綠花椰菜 1 份

＝

合計 **245** 卡

火鍋晚餐 活用篇

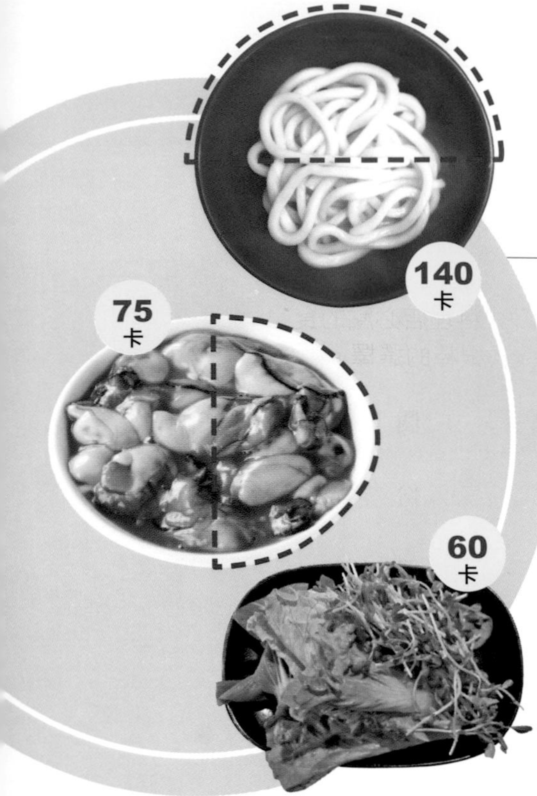

SET 1 牡蠣海鮮鍋

大部分的女生都愛吃火鍋，而且火鍋是最好控制熱量的外食選擇。喜歡吃海鮮鍋的人可以換點牡蠣，有助減肥不縮胸。

- **烏龍麵 1/2 碗**

+

- **牡蠣 2/3 碗**

+

- **各式蔬菜 2 碗**

=

合計 275 卡

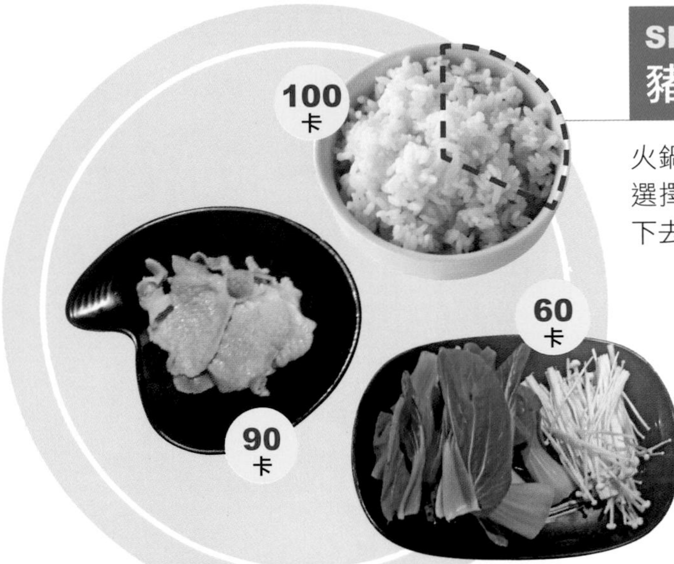

SET 2 豬肉鍋

火鍋店裡的肉品種類繁多，我建議選擇低脂豬肉或低脂牛肉片，且在下去涮之前，先把油花挑掉。

- **白飯 1/2 碗**

+

- **瘦肉片 5 片**

+

- **各式蔬菜 2 碗**

=

合計 250 卡

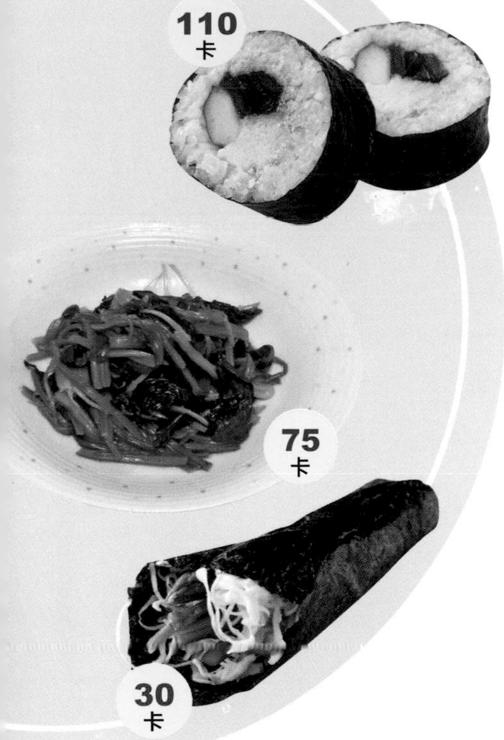

SET 1 海苔壽司餐

海苔壽司是日式料理店必點的食材，是輕斷食日很棒的選擇。

- 海苔壽司2個

＋

- 清炒野菜1份

＋

- 蘆筍手捲1個

＝

合計 **215** 卡

SET 2 生魚片套餐

斷食日吃生魚片的技巧，是要挑選油脂少、熱量低的魚類，例如鮭魚、鮪魚肚肉脂肪含量高，就得少吃一點；鯛魚、旗魚等熱量就比較低，就可以多吃一點。

- 生魚片握壽司2個

＋

- 生魚片3片

＋

- 野菜沙拉（和風醬）1份

＝

合計 **250** 卡

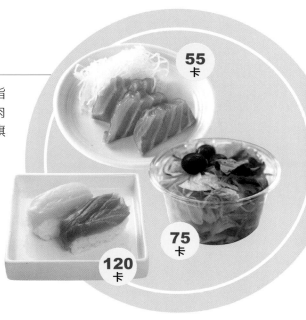

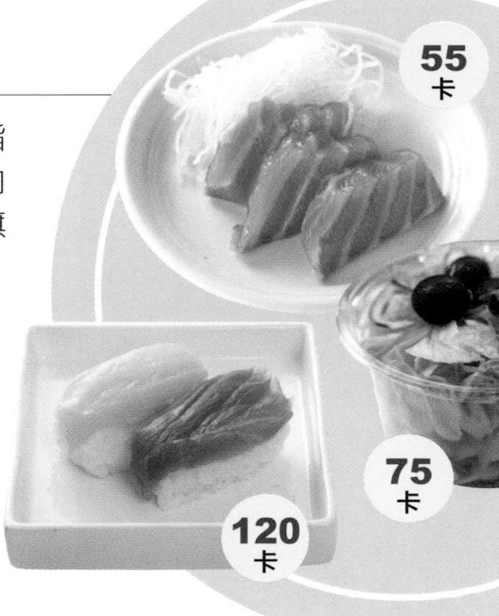

PART 5

瘦下來不復胖的好習慣！

跟著營養師這樣做，4大絕招讓肥肉永遠斷捨離！

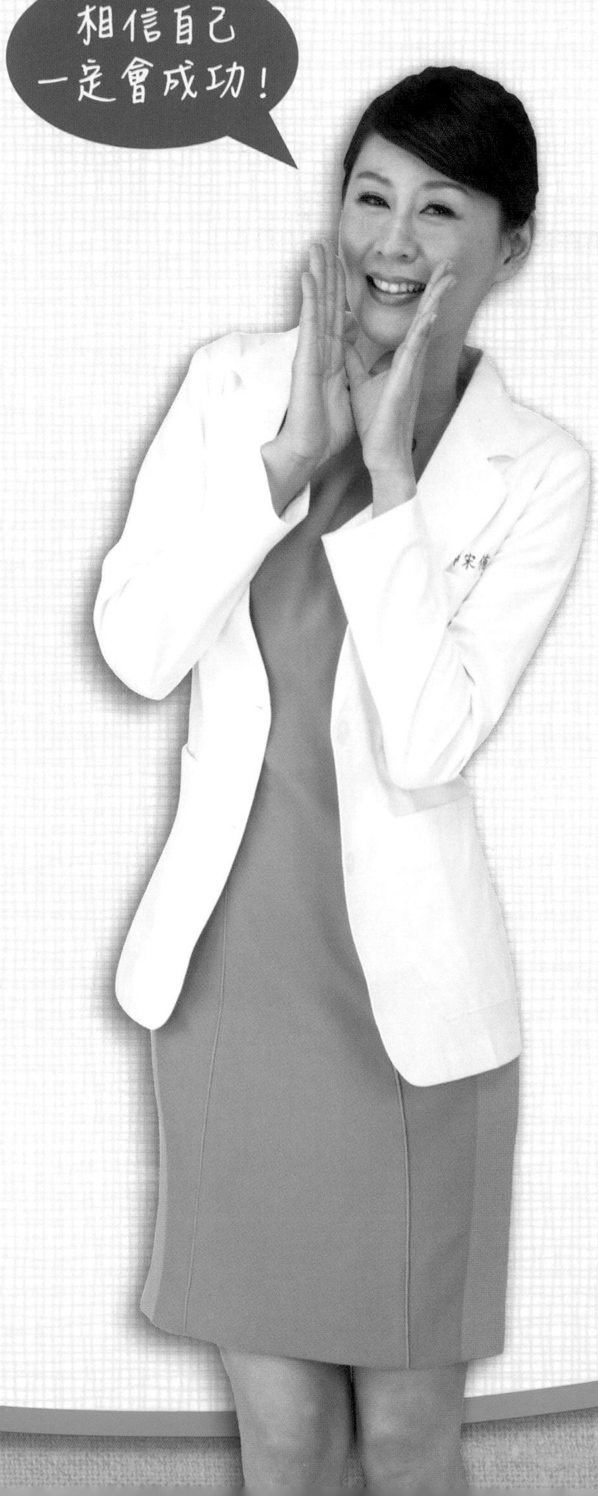

1
三餐的第一口是關鍵，吃錯就難瘦！

2
平常多喝水，就是降體脂肪的捷徑！

3
早晚量體重，相差範圍小於0.5KG，即安全不發胖！

4
適時補充營養品，助減肥一臂之力！

5
在家煮Q&A——營養師解惑，一次搞懂自己煮輕食餐的常見問題！

6
外食族Q&A——門診總整理，外食族都想問的「輕斷食」這樣做！

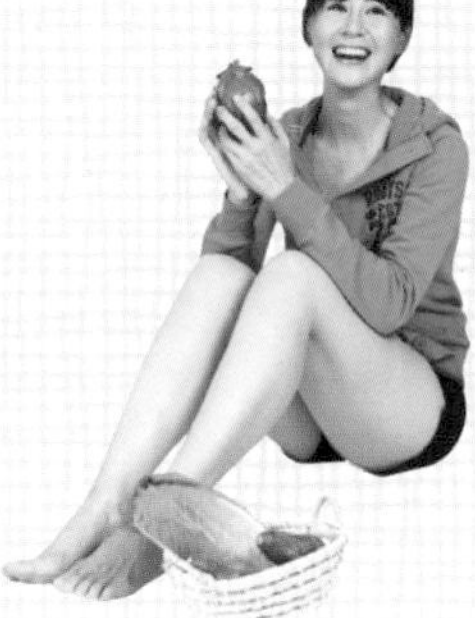

Habit Skill 1

三餐的第一口是關鍵，吃錯就難瘦！

減肥是目標，也是學習新生活的過程。瘦身成功後要維持不復胖，務必要持續那些讓妳過得更健康的飲食習慣！我減重達標到現在已經超過15年，BMI值都維持19（女性BMI標準值18.5～23.9）。除了經常檢視自己的飲食習慣外，我歸納4大絕招，只要跟著做，想變胖也很難喔！

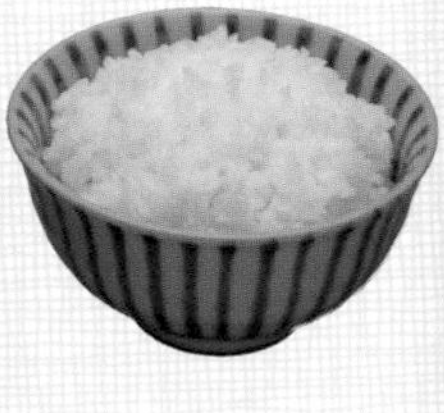

先吃菜⬇肉⬇飯，穩定血糖就不饑餓！

多數人用餐習慣第一口就吃飯再配菜，然而，像飯、麵這類「碳水化合物（醣類）」食物，會讓血液中的糖分比率（血糖值）急速上升，導致分泌大量的「肥胖荷爾蒙」。多餘的糖分變成脂肪堆積，於是血糖值再急速下降，這麼一來肚子又感到饑餓，想吃甜食。相反的，**如果先吃點菜，再吃些肉，最後吃飯配菜肉，即能緩和飯後血糖值上升**，可以防止血糖值在短時間內上下起伏不定。

食の順序 1st：蔬菜、菇類等

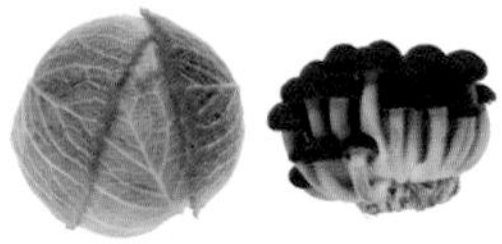

用餐時，第1口先吃蔬菜、菇類、藻類等，含有豐富的「膳食纖維」墊胃，讓後續吃的脂肪、碳水化合物不容易被吸收。

食の順序 2nd：豆、魚、肉、蛋

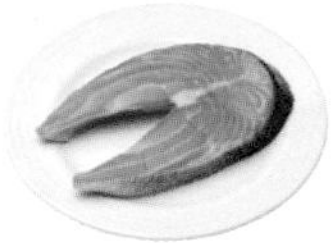

再來，吃含有豐富蛋白質的豆製品、魚、肉和蛋。不必減少食用量，原則上攝取「瘦肉」就不需擔心吃太多脂肪下肚。

食の順序 3rd：澱粉類最後吃

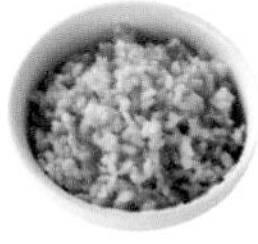

飯麵、饅頭等「碳水化合物（醣類）」要最後吃。切記，像南瓜、地瓜、芋頭、玉米等根莖類食材也要最後吃。

Habit Skill 2

平常多喝水，就是降體脂肪的捷徑！

正如先前提到，水也是減肥成功的幫手——因為消耗脂肪需要水的協助，水是身體代謝的「自動調溫器」，如果體內水分不足，代謝脂肪的速率就會降低，儲存在體內的脂肪就會越來越多。

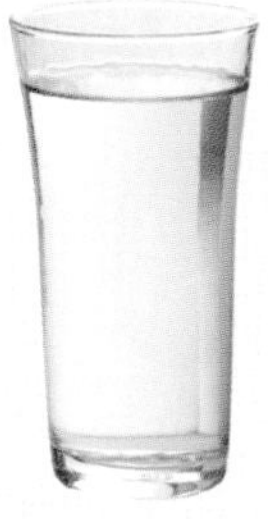

正確喝水5撇步，輕鬆趕走壞脂肪！

喝水，絕對不是咕嚕咕嚕大口喝下，也不是一口氣灌下300～500cc就好；更不能以有喝咖啡、茶、湯、飲料等，就不再喝水。喝對時間、份量等正確的撇步，才能達到減肥目的！

撇步1 依身高體重計算飲水量，每天確實補足！

體重重的人比瘦的人需要更多水分，高壯的人新陳代謝負荷也比較大，因此每天每人需要的飲水量都不相同，最好根據個人體重、身高來計算——

每人每天飲水量的計算方式為：（體重×35cc）＋500cc～1000cc水。

★例如：身高160公分、體重80公斤的人，每天必需喝水至少：（80×35）＋500cc～1000cc＝3300cc～3800cc。

撇步❷ 三餐飯前喝1杯水，提高減肥功效！

飯前半小時先喝300～500cc水，可增加飽足感，會減少正餐的攝取量。此外，多喝水可以促進新陳代謝，雙重作用加在一起，就可以提高減肥的功效。

撇步❸ 不能等渴了才喝水，此時身體已經缺水了！

身體無時無刻都需要水分幫助正常運轉，一旦感到口渴，即表示體內缺水已頗嚴重。此外，身體缺水也會引起饑餓感的錯誤信號，有時想吃東西竟只是因為口渴，建議妳多喝水就能有飽足感！

撇步❹ 不能以茶代水，效果大大不同！

許多人不喜歡白開水，用喝茶或飲料取代水分，但茶類有利尿功能，若完全以茶代替白開水，身體不但補不到水，也會影響代謝功能。建議喝1杯茶後，要喝1～2杯白開水來補充水分。而含糖調味飲料熱量高，加糖、奶精的咖啡，不但熱量高，還會增加健康負擔，少碰為妙。

撇步❺ 起床第一件事就是先喝溫開水！

早上睡醒是身體最缺水的時刻，這時候幫身體補上一杯300～500cc的溫開水，不但解了身體的渴，還能有效加速身體的代謝、預防便祕的發生。

Habit Skill 3

早晚量體重，相差範圍小於0.5KG，即安全不發胖！

多數正在減肥的人，都愛無時無刻量體重，確認有沒有變瘦？事實上，1天之中體重會受體內滯留的水分、以及吃入食物量等影響，而有細微變化。但早晚體重差1公斤以上，就是吃太多的警訊；若能保持1天體重變化小於0.5公斤，基本上隔天都有機會再瘦0.2～0.6公斤。

◎正確量體重3要點，避免復胖深淵！

減重初期，我建議每天早餐前量1次體重，睡前再量1次，以確保當天的體重有沒有超重。經過1個月後，他們會主動掌握自己體重變化的趨勢，以及正確量體重的要點，並確實檢討日常飲食習慣與體重變化的關係，而達到很好的減肥成效。

要點❶ 固定使用同1台，「電子體重計」測量。

要點❷「早起廁後」「晚上睡前」量體重。

要點❸ 穿同一套衣服量測，避免誤差。

Habit Skill 4

適時補充營養素，助減肥一臂之力！

如果說「少吃多動」是減肥成功的「自強號」，那麼，適當補充營養品就能把「自強號」變成「高鐵」，加速瘦身時程喔！

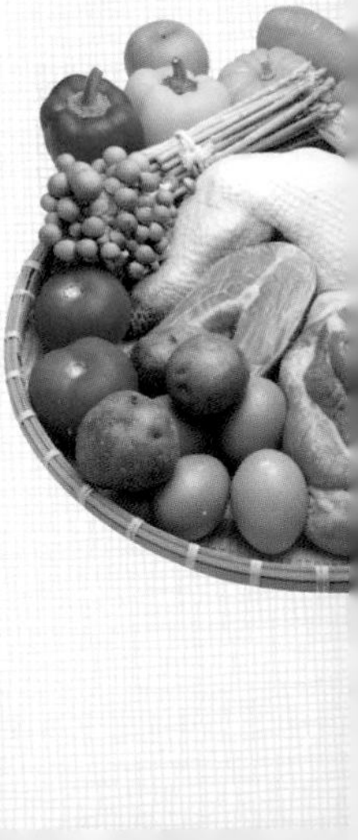

7大營養素，加速燃脂效率！

減肥過程中，需要攝取更多營養素以提供身體機能正常運轉，因此，要是吃得不正常、不均衡，久而久之，會出現營養不足使得減肥計畫停滯。千萬要記住，我們給身體多少營養，它才能做多少事。

因此，下列**我歸納7樣減肥期間最需要補充的營養素，更有助於減肥瘦身時有效率的燃燒脂肪**——

1 維生素B群

是人類熱量代謝不可或缺的營養素，幫助三大能量(醣類、脂質、蛋白質)代謝過程中轉化成能量燃燒，**只要身體有足夠的維生素B群，碳水化合物就能順利被利用**，幫助促進蛋白質執行建造修補組織的功能，維持基礎代謝的水平，**避免脂肪積於體內**。

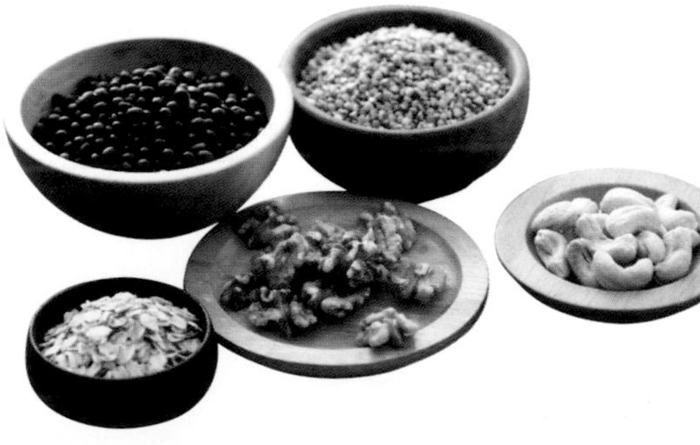

2 維生素C

美國研究指出，**血液中的維生素C含量多寡，與燃燒脂肪的能力有直接關係**。此外，維生素C也能促進膠原蛋白形成，讓減肥時，肌膚不會失去彈性與光澤。

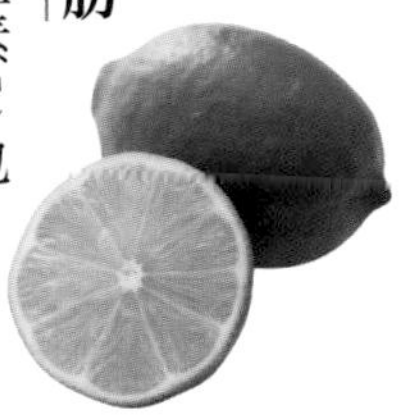

3 左旋肉鹼

它是脂肪代謝過程中脂肪的計程車，能幫助脂肪酸進入「粒線體」進行氧化分解。**左旋肉鹼就像是搬運工，會將脂肪搬到粒線體中燃燒代謝**。

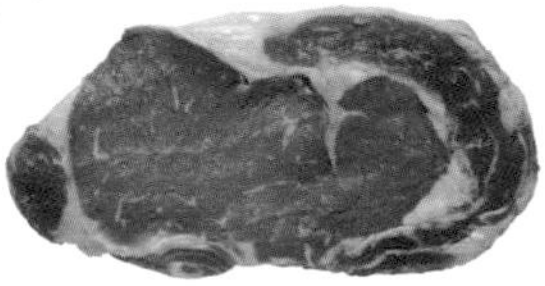

4 輔酵素Q10

輔酵素Q10是能量肥代謝中很重要的輔助因子，與左旋肉鹼一樣是能量代謝的重要物質。

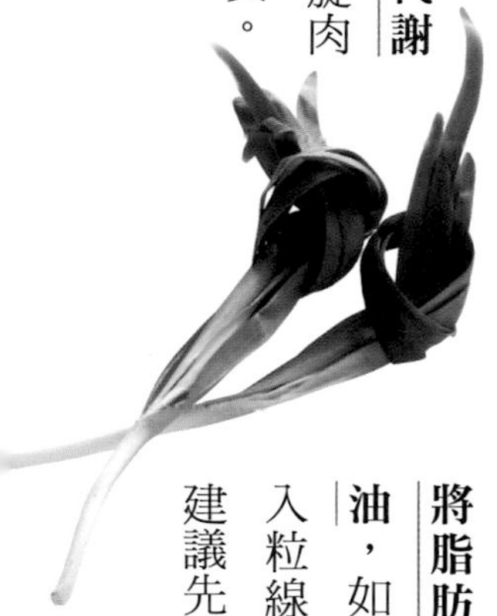

5 水溶性膳食纖維

具有可以吸附油脂、膽固醇的獨特能力，且無法被消化吸收，**可以減少食物油脂的吸收率**，並將食物裡的脂肪與膳食纖維排一起排出體外。

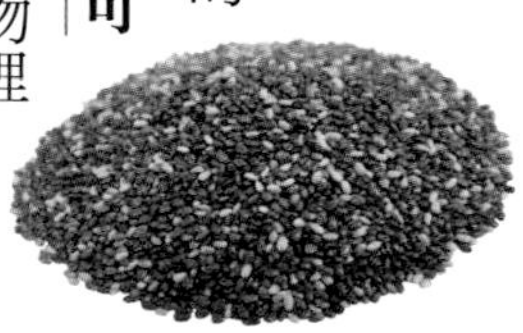

6 兒茶素

兒茶素**可幫助脂肪組織被分解**，另外還具有清除自由基的能力，預防血管壁上脂肪乳糜的形成，並有抑制血管平滑肌增生與血栓形成的作用。

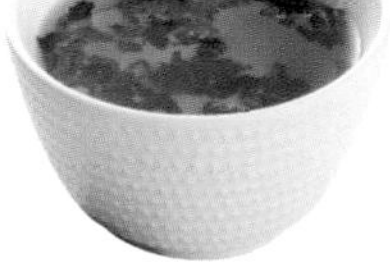

7 咖啡因

咖啡因能活化脂肪酶，將脂肪分解成脂肪酸和甘油，如此一來脂肪酸才能進入粒線體燃燒。若有心臟病與高血壓者建議先詢問醫生。

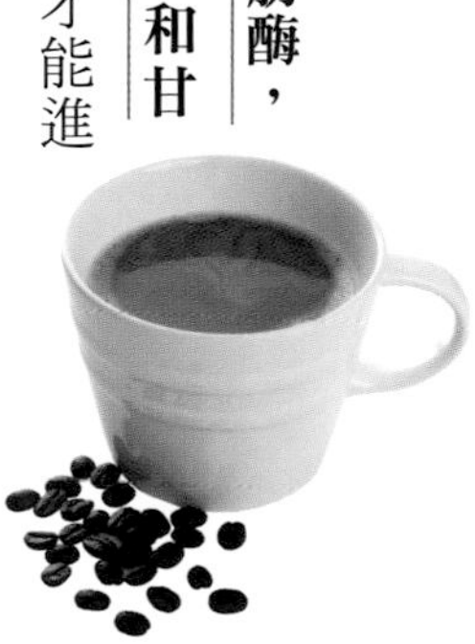

Habit
在家煮
Q&A

營養師解惑，一次搞懂自己煮輕食餐的常見問題！

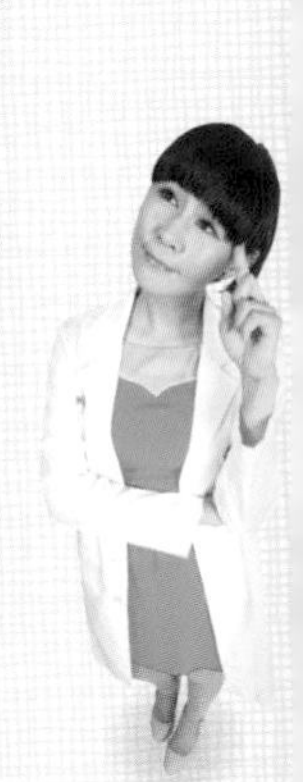

我的上一本書《每週2天輕斷食，2個月瘦8公斤》出版後，我發現多數讀者對於自己做「輕食料理」都很有興趣，也有不少疑問。以下是我集結最多人的問題，在此回答說明與大家分享。

1 輕斷食料理的食材，一定要用料理秤量過嗎？有更簡單的量法嗎？

A 要掌握食材份量，不一定要用秤量。像我自己做菜也都是用家裡的鍋碗瓢盆來抓1人1餐的份量——**醬油、油類等「調味料」：我都以1人份1湯匙以此類推；葡萄籽油、香油類等「油脂飯」：我以1人份1小匙為準；米飯、麵類等「碳水化合物」：就以煮熟後的1／4飯碗為準；「蔬菜類」：是煮熟後的1飯碗來估算；「魚、肉類」：則是3根手指的長度和1根手指的厚度為標準。**這樣的量測方法，不管是自己煮菜或是外出用餐，都非常方便，不用擔心吃太多。

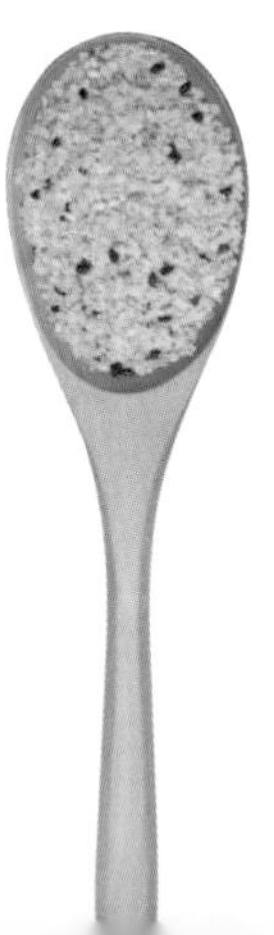

2 素食者也有輕斷食餐可以吃嗎？

A 現在人吃素、蔬食的人愈見普遍，因此，本書我特別設計10道蔬食料理，可供大家輕斷食日選擇；只要把「五辛」（蔥、蒜、韭菜、洋蔥、興渠）和動物性食材換成豆製品，即可變成素菜。此外，我要再次提醒，素食者會陷入「素料」迷思，坊間的素料大多是用豆渣、菇蒂處理，再加入大量的調味料和油類製作，多吃反而會對身體造成傷害。**應盡量選用新鮮的豆腐、豆皮、毛豆來補充蛋白質。**

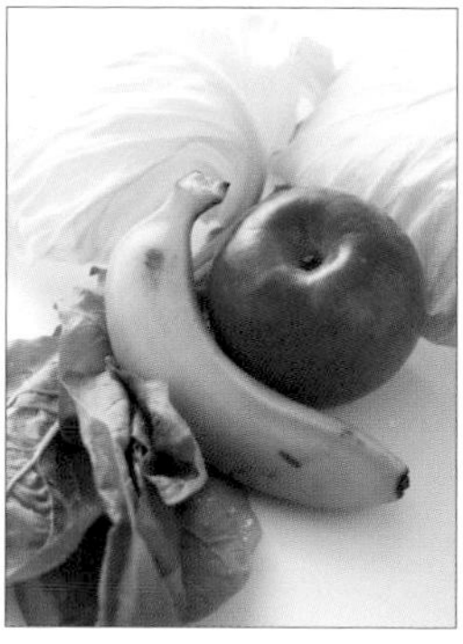

③ 書中料理都以「薄鹽醬油」烹煮，可改用柴魚醬油或一般醬油嗎？

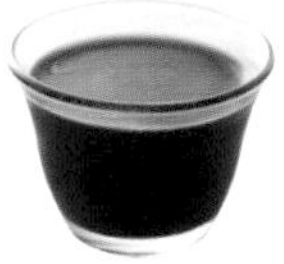

A 體重增加不只是吃太油，吃重鹹也是原因之一。所以我採用「薄鹽醬油」（平均每大匙15克的鈉含量為590毫克），能有效降低「鈉」攝取量，避免水分滯留體內，變成水腫而造成身體負擔。**但不管是不是薄鹽醬油，原則上還是以少量添加為妙！另外，若想多點風味，也可以自己添加新鮮柴魚片或海帶芽入菜。**至於一般醬油「鈉」含量較高，平均每大匙（15克）的鈉含量約800毫克以上，整天吃下來，鈉含量很容易超標！

④ 書上這些輕斷食料理，小孩長輩都可以一起吃嗎？

A 當然可以！**雖然小孩不建議使用輕斷食1天500卡的原則，但是書上的菜單都是經過調配，營養素都很完整**，媽媽們可以把自己適吃的份量挑起，多的食材就讓家人一起分食，也能藉此改變飲食習慣，讓身體更好。在減重班裡，也有不少例子，是一人減肥，全家人跟著變瘦、變健康的呢！

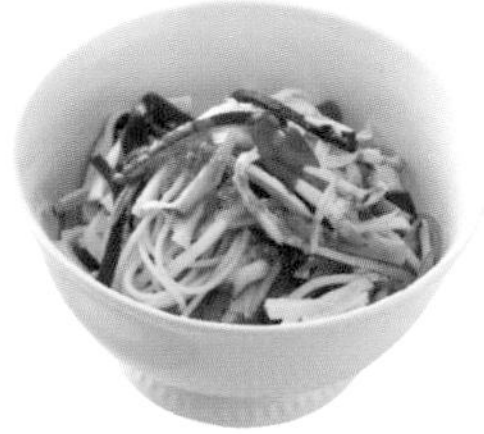

Habit
外食族
Q&A

門診總整理，外食族都想問的「輕斷食」這樣做！

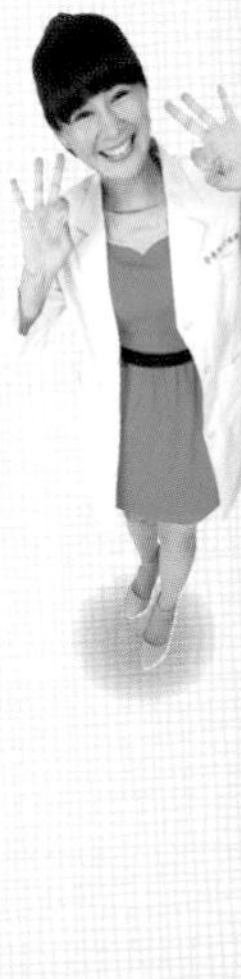

台灣外食人口非常多，除了先前提到的「輕斷食外食的8大原則」外（P108~111），在真正執行時，學員們有時還會遇到一些困惑。我整理出大家在外食常遇到的輕斷食問題做解答，讓大家更輕鬆瘦身、更保證不復胖！

1Q 輕斷食日遇到外食時，該怎麼選餐廳？

A 如果預算可以，我最推薦去「Buffet餐廳」用餐，可以挑選大量蔬菜和優質蛋白質吃，是最方便選擇。再來，我認為「日式料理」、「火鍋店」和「麵攤」，都屬於少油烹調或可請老闆調整口味，菜色也夠多，只要選對食物和烹調方法，份量控制好，我想要按照計畫輕斷食都不難。

2Q 輕斷食日可以聚餐嗎？有沒有什麼方法不要爆卡？

A 聚餐地點如果可以選擇，就謹記上述的餐廳類型；要是不行，我建議將斷食日往後或往前挪一天，因為1週只要選不連續的2天輕斷食都可以。千萬別為了要減肥而影響自己的情緒。另外，聚餐日要防止自己吃過多，有3個鐵則守住就沒問題——**❶飯前1小時吃個水果，增加飽足感。例如蘋果還有果膠，幫助吸油。❷餐前喝300~500cc水，先將胃填飽，避免食慾大增。❸進食每口要咬30下，慢慢吃可以減慢進食速度，讓大腦感到「飽」，避免吃過量。**

3Q 輕斷食日中有一餐，不方便買食物，可以用代餐包取代嗎？

A 一般的「純代餐包」熱量界於100~200卡間，在輕斷食日可以取代一餐食用，沒有問題。但我仍建議大家**應該從新鮮食材去挑選，才能吃到均衡、完整的營養素，並養成少油、少鹽、少糖的飲食習慣**，才是真正減肥成功並維持不復胖的真理。

4Q 市售的食品，要怎麼挑選才能合乎1餐250卡的原則？

A 在外買包裝食品，產品都會加註「營養標示」，依目前「食安法」規定，廠商至少要標示8個內容成分和份量，我建議在下手買包裝食品前，一定要仔細檢視營養標示，以免買錯吃錯變胖又傷身！其中，減重者最應該注意的是——❶份量⬇每1份量為多少重量，包裝內共含幾份或幾克。❷熱量⬇每份含有多少卡，越低越好。❸脂肪⬇每份含量為多少公克。尤其包裝上的「飽和脂肪」及「反式脂肪」應為「零」，如果含有這類脂肪就不要購買。❹鈉含量⬇每份含有多少毫克（mg），越低越好。如果看到食品標示鈉含量超過500mg，就請乖乖放回去喔！

5Q 如果輕斷食時，因為太餓……無法集中精神工作怎麼辦？

A 以我的經驗，**可以先喝杯300cc溫開水，有時身體是因為口渴而發出的飢餓訊號**；再加上起身爬3層樓的樓梯釋放肌肉裡的肝醣，通常就會感覺好很多，如果還是餓得很難受就吃1小把堅果吧！告訴自己撐一下就過了！我一定要變瘦！

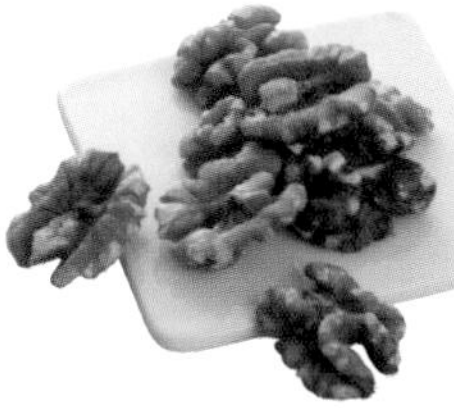

豐胸運動

雙肘併攏上推 ⬇ 緊實胸部集中Q挺

想要減肥不減胸，除了飲食外，適當的「豐胸運動」，可以強化「胸大肌」，幫助胸型更集中堅挺。做「雙肘併攏上推」，透過雙臂推擠胸部、副乳多餘的贅肉，重新聚集在胸前和乳房上，就能達到良好的豐胸功效。

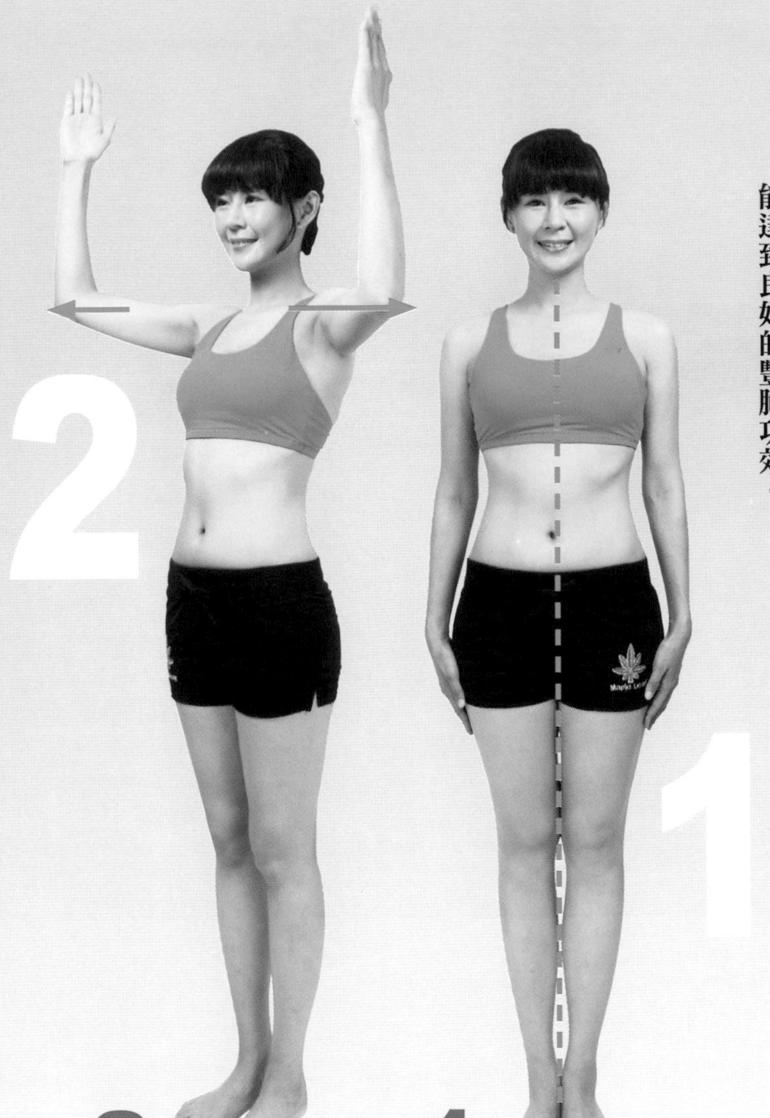

1 雙腳併攏站立

雙腳併攏站立，挺胸收腹，雙手輕鬆貼在大腿兩側，自然呼吸預備。

2 開肘上舉齊肩

雙肘打開擴胸，手肘舉高與肩齊平，手臂保持彎曲90度，深吸氣。

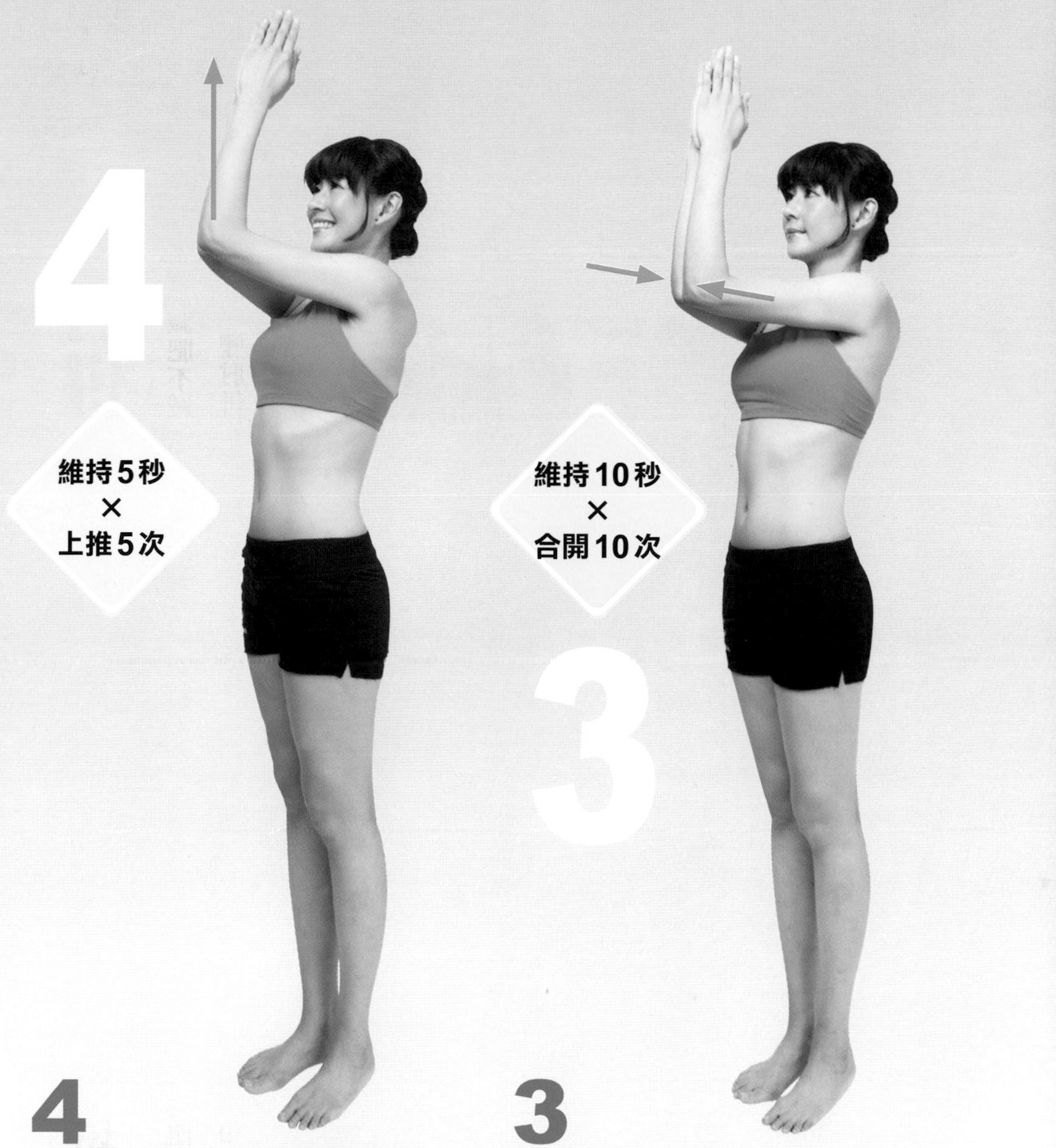
4
維持5秒
×
上推5次
維持10秒
×
合開10次
3

3
雙手內夾碰肘

慢慢吐氣，雙肘水平移動向內併攏，維持10秒。深吸氣，再開肘擴胸，重覆配合「開吸夾吐」順暢呼吸，重覆做10次。

4
雙肘併攏上推 加強版

熟練上述手肘開合動作後，可在合肘時利用胸部的力量，一邊慢慢吐氣，一邊將手肘向上推至極限，維持5秒，再邊吐氣下移回位。重覆5次。

瘦腰運動

平躺曲膝扭轉 ⬇ 扭出小蠻腰S曲線

有小腹、「水桶腰」也不算胖，但離性感就差一截；小蠻腰與緊緻的腹肌，才是女人性感的表徵。「平躺曲膝扭轉」既能消除腰間肥肉，還能雕塑側身的S曲線，讓妳躺著也能擁有馬甲線。

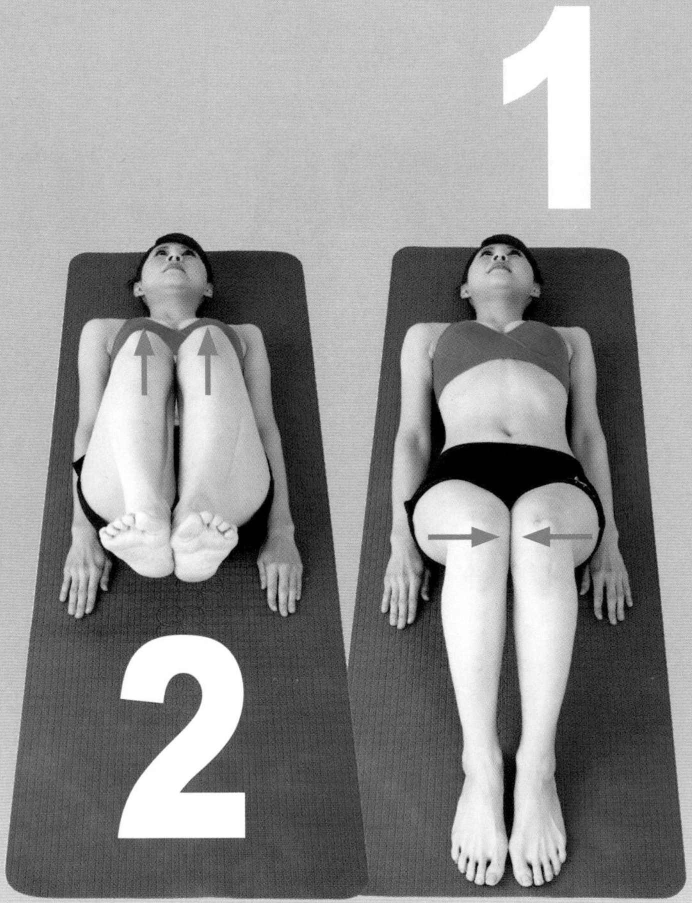

1 平躺曲膝預備

平躺於軟墊上，雙腳合□曲膝，雙手自然擺放在臀部兩側，掌心貼於軟墊上。

2 吐氣抬雙膝

吸氣，吐氣時縮腹，利用腹部力量，將雙膝盡量往胸部抬起。

3
腰部左右扭轉

再吸氣，慢慢吐氣，一邊用腰部的力量帶動臀腿向右邊扭轉，幅度不需要太大，維持10秒；吸氣，再慢慢吐氣，一邊慢慢換向左邊扭轉，幅度不需要太大。

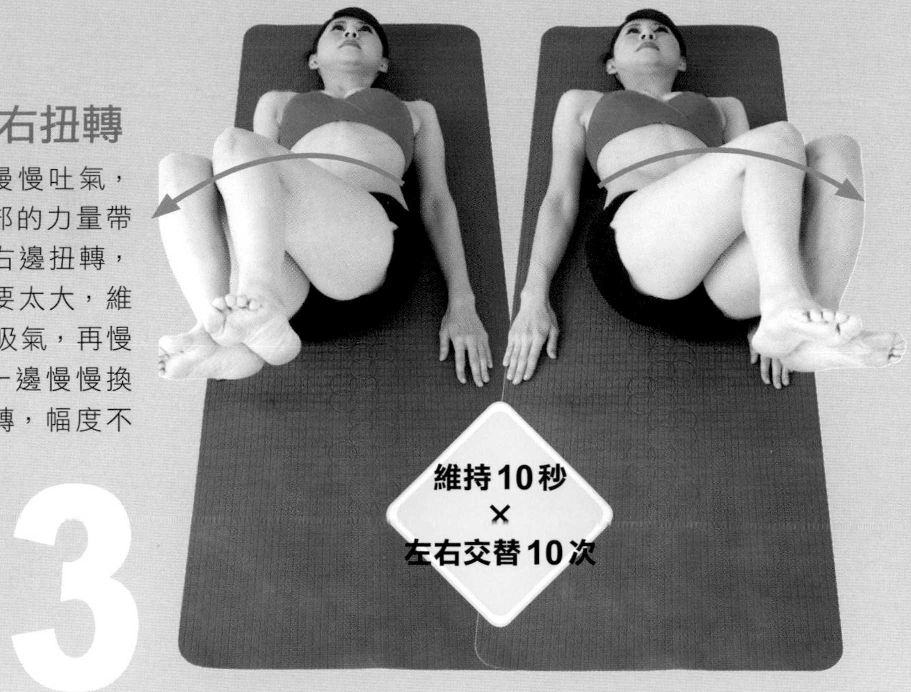
3
維持10秒
×
左右交替10次

4
扭轉並抬肩 加強版

如果想加強腹部核心肌群，抬膝轉腰時，可同時把肩膀抬離地，這時重心會放在上腹部，使運動的腰腹肌更深層緊實。

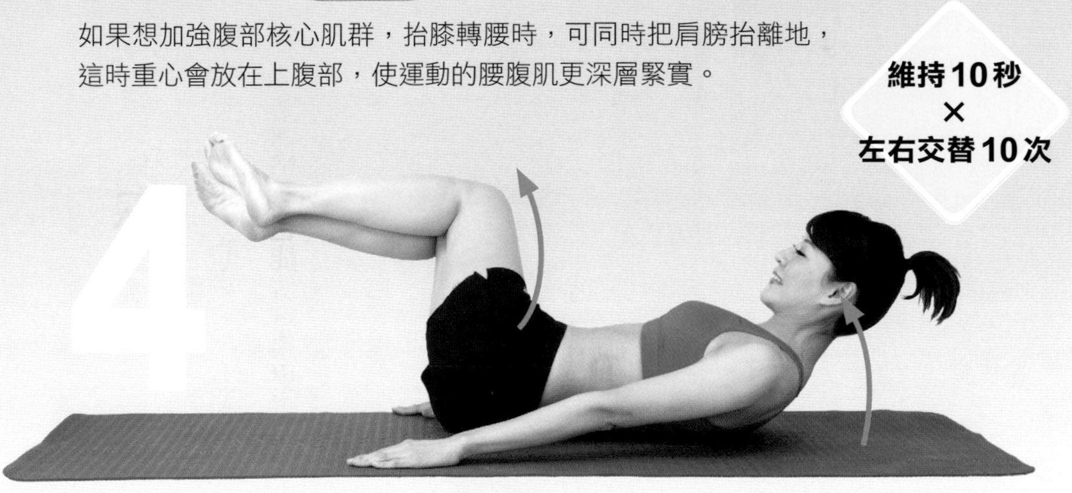
維持10秒
×
左右交替10次
4

瘦腿運動 1

坐椅大腿夾書↓燃燒大腿內側贅肉

纖細的腿型是每個女人的夢想，但如果沒有緊實的肌肉，看起來還是虛胖浮腫。「坐椅大腿夾書」是我做過最有效的瘦腿方法，不僅能訓練腿力，幫助燃燒大腿肥肉外，還能縮小骨盆，連臀部也小1號。

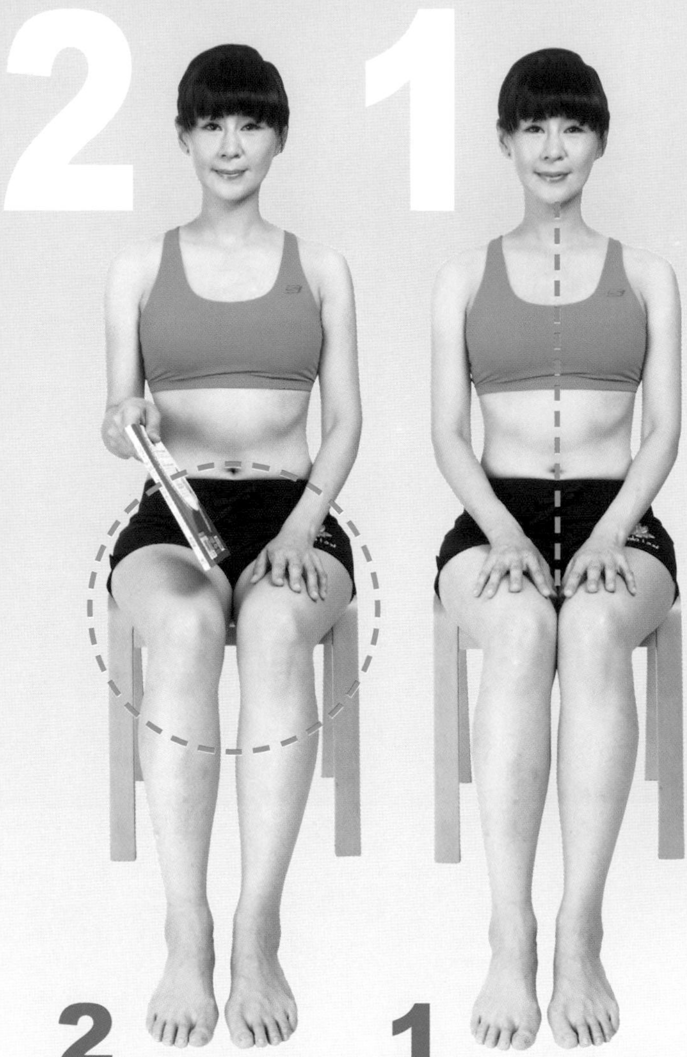

1 坐椅1/3處

淺坐在椅子1/3處，背部自然放鬆但不駝背。雙腿合併，兩腿膝蓋輕併攏。

2 放書於兩腿間

可選厚度1～2公分的書，放在兩大腿之中。選擇書的重量越重，腿的夾力訓練會越多，就瘦越快。

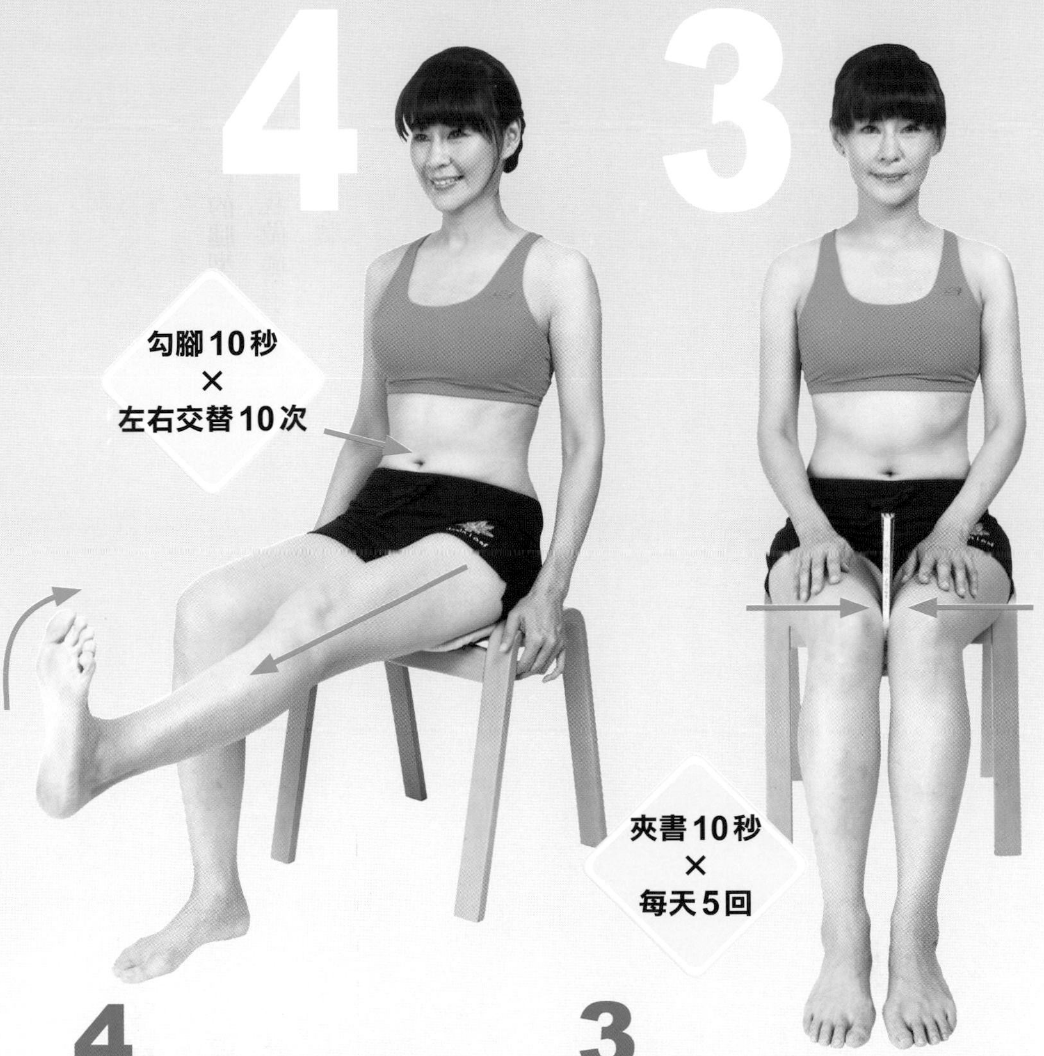

4
坐椅單腳抬勾 加強版

如果手邊沒有書，可以將單腳抬起。一樣淺坐椅子1/3處，深吸氣，吐氣時，腹肌內縮，把單腿往前方伸直，與地面平行，並把腳跟勾起，維持10秒，換腳。左右交替10次。

3
雙腿用力夾緊

雙腿用力夾緊，夾到大腿內側感到痠，等痠到受不了再放鬆。稍微放鬆5秒，但是書不能掉下來。反覆做10次為1回，1天至少做5回。

瘦腿運動 2

微蹲單腳後抬➡消除壯碩「羚羊腿」

大腿前側胖胖的，就是俗稱「羚羊腿」，多半是大量運動或是穿高跟鞋，而造成大腿前側的肌肉較為壯碩，看起來就顯得不夠修長纖細。「微蹲單腳後抬」主要能拉長大腿前側的肌肉線條，而且還能同時緊實臀部曲線。

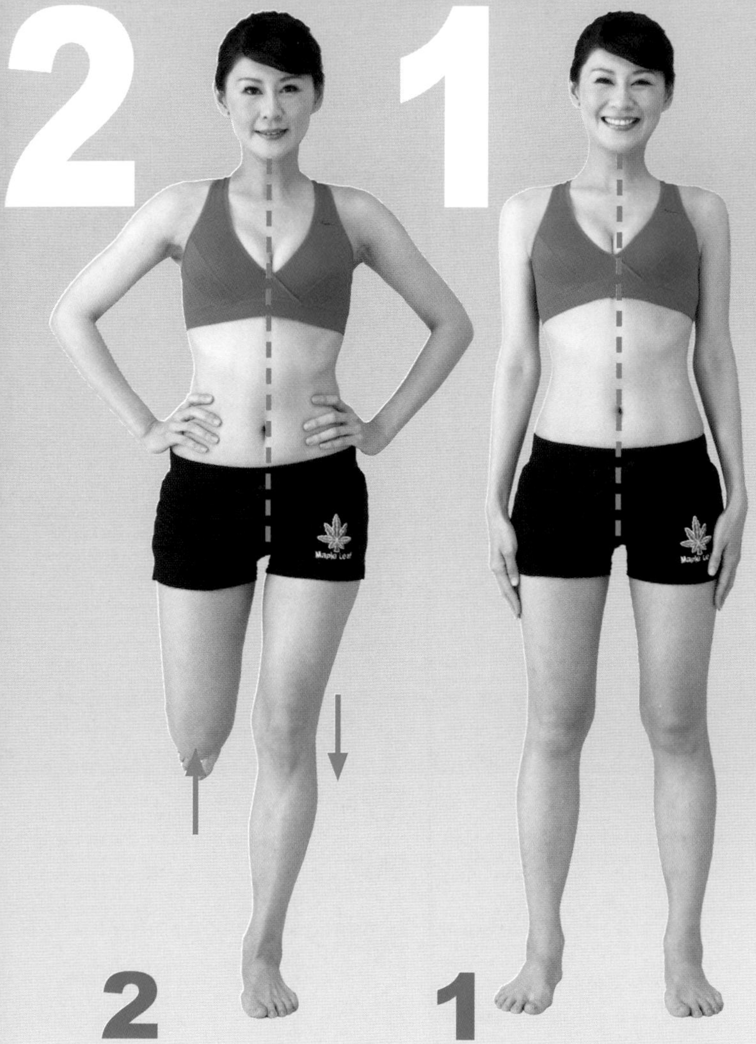

1 雙腳開同肩寬

站立，雙腳打開與肩同寬，雙手自然擺放在大腿兩側。

2 小腿後抬

雙手插腰，一腳膝蓋微蹲，另一腳小腿向後抬起，與地面平行，上身保持挺直。

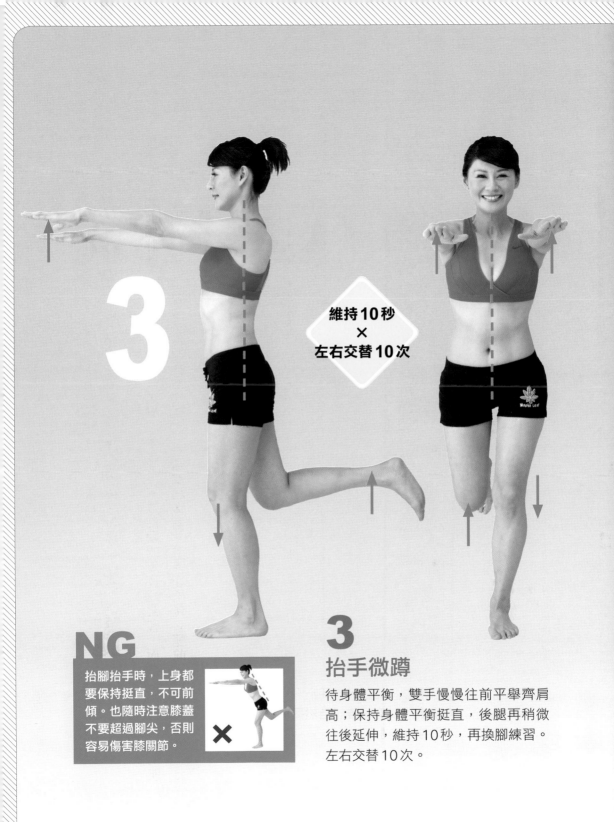

3

維持10秒
×
左右交替10次

3
抬手微蹲

待身體平衡，雙手慢慢往前平舉齊肩高；保持身體平衡挺直，後腿再稍微往後延伸，維持10秒，再換腳練習。左右交替10次。

NG

抬腳抬手時，上身都要保持挺直，不可前傾。也隨時注意膝蓋不要超過腳尖，否則容易傷害膝關節。

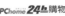

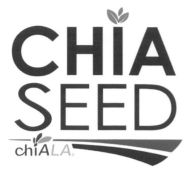

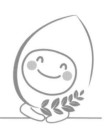

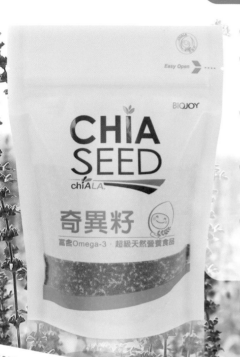

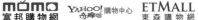

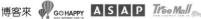

CHIA SEED

遠離食安風波，國際認證有保障！

台灣近來食品安全風波不斷，在市場資訊不對等的情況下，消費者往往容易被不肖廠商欺瞞，因此我們要學習分辨食物安全的能力，最簡單的方式就是**選擇具權威性、國際性的食品安全認證來為我們的食品安全做把關**。國際性的食安認證不僅具有制度化管制，在嚴謹度、完整性及安全性也比起區域性的認證更具有公信力。

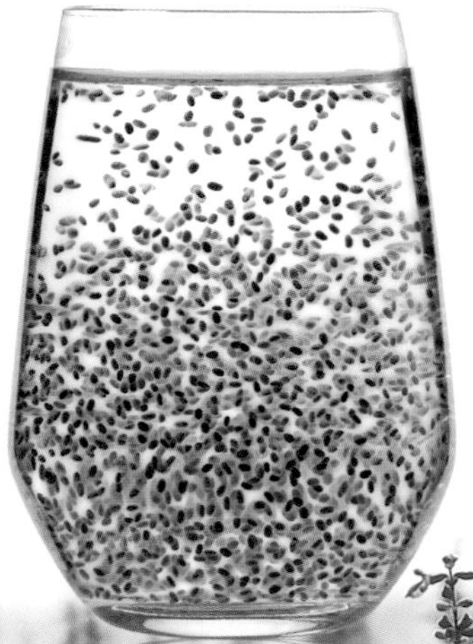

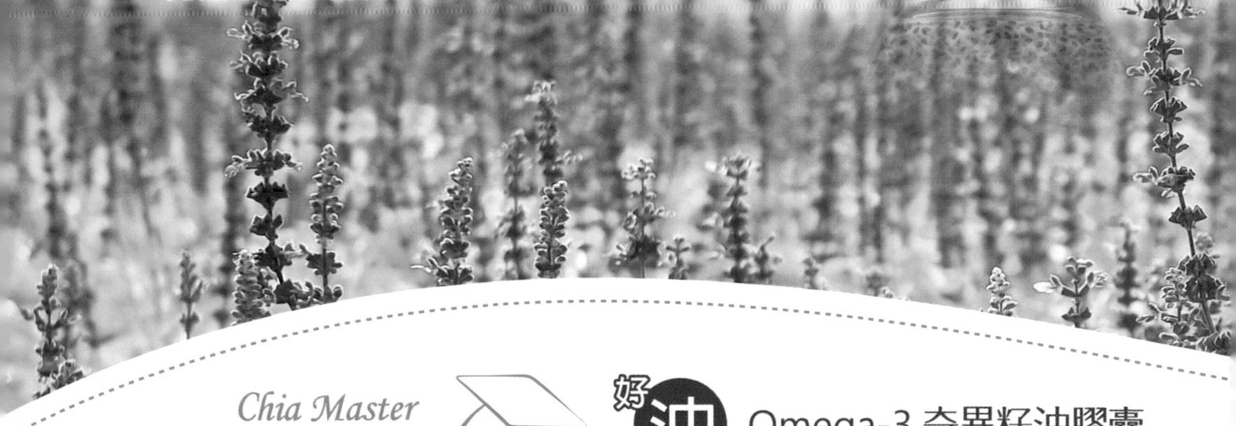

Chia Master

奇亞大師™ 系列 / Series

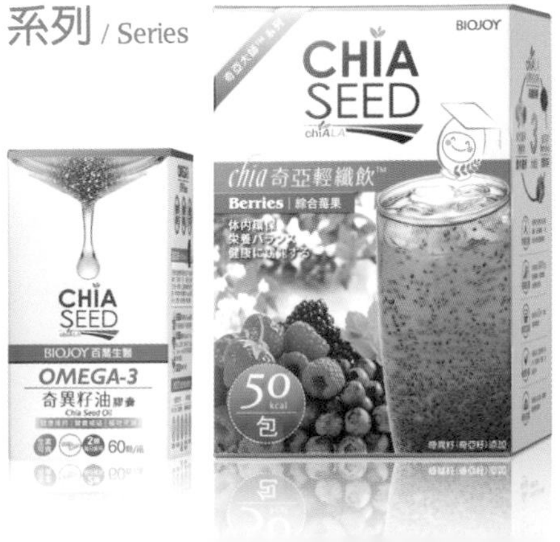

好油 Omega-3 奇異籽油膠囊

- 天然冷榨製程，Omega-3 含量超過 60%！
- 優質冷壓製程，保存完整營養！
- 純淨植物來源，無海洋汙染疑慮，全素可食！
- 口味清淡，沒有惱人的魚腥味！

調飲 奇亞輕纖飲™

- 嚴選品牌素材，5 in 1 全營養獨家配方
- 國際領導品牌 Benexia® 奇亞籽
- 久司巴西酵素®、BerryPedia 莓果百科®
- omniOligo 寡糖佳族®、Lalmin® 天然B群
- 一次補足百種以上植物營養來源！

輕美人系列 09

週一 週四 2天輕斷食
8週瘦8公斤不減胸！

超瘦用3D甩油飲食法 全身肥肉斷捨離！事業線、馬甲線都完美！

國家圖書館出版品預行編目資料

週一週四2天輕斷食，8週瘦8公斤不減胸：超瘦用3D甩油飲食法，全身肥肉斷捨離！事業線、馬甲線都完美！ / 宋侑璇作.
--初版. --新北市：蘋果屋, 檸檬樹, 2014.11
面； 公分. --（輕美人系列；09）
ISBN 978-986-6444-88-3（平裝）
1. 減重 2.健康飲食

411.94 103018886

作者	宋侑璇
執行編輯	陳宜鈴
協力編輯	楊麗雯
封面內頁設計	何偉凱・莊匀青・吳胤宏
平面攝影	宇曜影像工作室・富爾特數位影像
妝髮造型師	賴韻年
服裝提供	ANGELI (02) 2231-6406

出版者	蘋果屋出版社有限公司
	台灣廣廈有聲圖書有限公司
發行人	江媛珍
地址	新北市235中和區中山路二段359巷7號2樓
電話	02-2225-5777
傳真	02-2225-8052

行企研發中心

總監	陳冠蒨
整合行銷組	陳宜鈴
媒體公關組	陳柔彣
綜合業務組	何欣穎

製版・印刷・裝訂	皇甫彩藝印刷有限公司
法律顧問	第一國際法律事務所　余淑杏律師
	北辰著作權事務所　蕭雄淋律師

代理印務及全球總經銷　知遠文化事業有限公司
地　　址：新北市222深坑區北深路三段155巷25號5樓
電　　話：02-2664-8800
傳　　真：02-2664-8801
博訊書網：www.booknews.com.tw

ISBN：978-986-6444-88-3
定　　價：299元
出版日期：2014年11月
初版10刷：2020年06月
訂購專線：02-2664-8800轉17～19

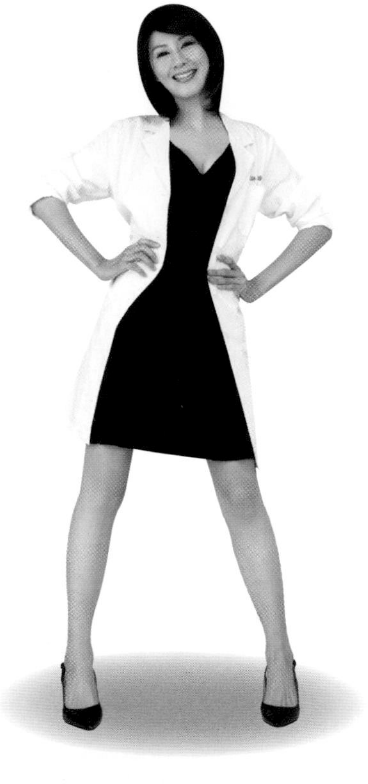

蘋果屋 APPLE HOUSE